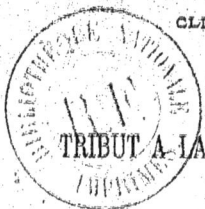

TRIBUT A LA CHIRURGIE CONSERVATRICE

RÉSECTIONS - ÉVIDEMENTS

Par le Dr ORÉ

Chirurgien de l'hôpital Saint-André,

Docteur és sciences;

Professeur de Physiologie et Lauréat de l'École de Médecine de Bordeaux;
Membre et Lauréat de l'Académie des Sciences (médaille d'argent et médaille d'or;
de la Société de Médecine et de Chirurgie, de la Société des Sciences physiques et natur. de la même ville;
Associé national de la Société d'Anthropologie;
Correspondant de la Société de Chirurgie,
de la Société des Sciences, Lettres et Arts d'Évreux,
des Sociétés de Médecine de Marseille, Caen, Metz, Poitiers; de la Société de Médecine
et de Chirurgie pratiques de Montpellier; Officier d'Académie;
Chevalier de la Légion d'honneur, et de l'ordre de la Conception du Portugal.

PARIS

J.-B. BAILLIÈRE ET FILS

LIBRAIRES-ÉDITEURS DE L'ACADÉMIE DE MÉDECINE

16, rue Hautefeuille, 16

1872

Te 40/57

HÔPITAL SAINT-ANDRÉ DE BORDEAUX

CLINIQUE CHIRURGICALE

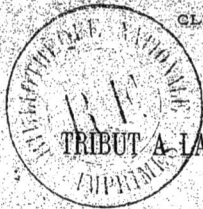

TRIBUT A LA CHIRURGIE CONSERVATRICE

RÉSECTIONS – ÉVIDEMENTS

PAR LE Dʳ ORÉ

Chirurgien de l'hôpital Saint-André,

Docteur ès sciences;

Professeur de Physiologie et Lauréat de l'École de Médecine de Bordeaux;
Membre et Lauréat de l'Académie des Sciences (médaille d'argent et médaille d'or);
de la Société de Médecine et de Chirurgie, de la Société des Sciences physiques et natur. de la même ville;
Asssocié national de la Société d'Anthropologie;
Correspondant de la Société de Chirurgie,
de la Société des Sciences, Lettres et Arts d'Évreux,
des Sociétés de Médecine de Marseille, Caen, Metz, Poitiers; de la Société de Médecine
et de Chirurgie pratiques de Montpellier; Officier d'Académie;
Chevalier de la Légion d'honneur, et de l'ordre de la Conception du Portugal.

PARIS

J.-B. BAILLIÈRE ET FILS

LIBRAIRES-ÉDITEURS DE L'ACADÉMIE DE MÉDECINE
16, rue Hautefeuille, 16

1872

TRIBUT A LA CHIRURGIE CONSERVATRICE

RÉSECTIONS — ÉVIDEMENTS

En publiant l'histoire de toutes les résections que j'ai faites dans mon service à l'hôpital Saint-André de Bordeaux, j'ai surtout pour but de réagir contre la tendance qu'ont, encore, certains chirurgiens à pratiquer l'amputation dans les grands traumatismes, dans les affections articulaires chroniques. Lorsque je faisais mes études médicales, l'amputation était, dans ces cas, la règle inflexible; aussi ai-je vu bien rarement les chirurgiens de cette époque tenter la conservation. Les méthodes thérapeutiques adoptées alors : pansements fréquents, absence d'immobilisation, abus des irrigations continues froides, contribuaient, il est vrai, dans une large mesure, à rendre la conservation redoutable. De nos jours, les opinions des cliniciens se sont fort heureusement modifiées sur tous ces points, et l'on verra, par la lecture des faits qui suivent, ce que l'on doit attendre de cette méthode, lorsqu'elle est soumise à des règles physiologiques. Ces observations ont été prises, pour la plupart, par mon interne et ami M. Poinsot; quelques-unes par M. Bossuet, interne adjoint du service. Je les publie telles qu'elles ont été recueillies. Mais je resterai absolument sur le terrain pratique, négligeant, à dessein, de faire de l'érudition; l'érudition, dont on abuse tant aujourd'hui, et qui n'exige, après tout, que deux choses : des livres et du temps.

———

Je diviserai mon travail en trois parties :

Dans la première, je rapporterai les résections pratiquées pour affections chroniques des os ou des articulations (tumeurs blanches, carie, tumeurs diverses). Une observation d'évidement du fémur y a sa place indiquée.

La seconde comprendra les opérations de même nature faites à la suite de traumatismes graves.

Enfin, dans la troisième partie se trouvent réunis quelques faits intéressants de chirurgie conservatrice.

Ire PARTIE.

RÉSECTIONS PATHOLOGIQUES.

Elles sont au nombre de dix : six fois l'articulation du coude fut enlevée.

Trois fois, la lésion osseuse occupait l'extrémité inférieure de l'avant-bras : elle nécessita, dans un cas, la résection totale du poignet; dans un autre, je réséquai la moitié inférieure du radius. Le troisième malade subit la résection d'une portion assez étendue de la diaphyse de cet os.

Les deux dernières observations sont relatives à des résections partielles du maxillaire supérieur.

La terminaison fut constamment heureuse.

Tumeur blanche du coude. — Résection de l'articulation. — Emploi d'une gouttière en plâtre. — Guérison avec conservation des mouvements.

Pierre Couleau, âgé de vingt-un ans, né à Bordeaux, exerce la profession de maréchal-ferrant.

Ce malade raconte que, vers la fin du mois de mars 1865, il ressentit au niveau du coude droit une douleur très forte qui l'obligea à suspendre son travail, et qui fut combattue à l'aide de vésicatoires volants. Les vésicatoires ne produisant aucun effet, il entra à l'hôpital de Ribérac, où l'on eut recours au même moyen. En outre, le membre supérieur fut immobilisé dans un appareil amidonné. On prescrivit également l'huile de foie de morue et une bonne alimentation. Ce traitement, continué jusqu'en juin, n'amena aucun résultat. La mère du malade le rappela alors à Bordeaux, et le plaça à l'hospice des Enfants-Trouvés. (Nouveaux appareils amidonnés pour amener l'immobilité du membre.) Bientôt, il se forma à la partie interne du bras un petit abcès qui s'ouvrit spontanément, mais dont l'ouverture resta fistuleuse. Sorti de l'hospice le 15 octobre 1865, ce malade entra à l'hôpital Saint-André le 2 janvier 1866, et fut placé au lit 26 de la salle 10.

État du malade le jour de son entrée à l'hôpital : tuméfaction considérable du coude, siégeant au niveau de l'olécrâne, surtout à la partie inférieure du bras. Le coude est douloureux à la pression. On y constate trois trajets fistuleux : l'un, situé à la partie interne du bras, au niveau de la partie moyenne, conduit dans l'articulation le stylet qu'on y engage; le second laisse pénétrer le stylet dans la cavité olécrânienne de l'humérus; le troisième est sous-cutané; les mouvements spontanés sont impossibles; le bras est dans la demi-flexion.

L'état général du malade est bon, quoique un peu détérioré par la souffrance.

Le 14 janvier, je me décidai à pratiquer la résection du coude.

Procédé opératoire. — Le malade étant dans un état complet d'anesthésie à l'aide du chloroforme, et deux aides soutenant, l'un le bras, l'autre l'avant-bras, je fis à la partie postérieure de l'articulation deux incisions elliptiques de 20 centimètres de long, réunies à leurs extrémités. La peau comprise entre les incisions étant altérée, je la sacrifiai. Les parties molles furent divisées, et j'arrivai ainsi sur l'olécrâne. Après avoir, à l'aide d'une dissection attentive, détaché toutes les parties adhérentes aux os, je pénétrai dans l'articulation. Il me fut alors facile de constater la friabilité, l'injection et la dénudation des surfaces articulaires, en même temps que l'existence de fongosités molles et saignantes. Les extrémités du radius et du cubitus ayant été luxées, je les réséquai avec la scie à chaîne. J'en fis autant pour l'humérus, que je sectionnai à 5 centimètres au-dessus de la poulie articulaire. Mais l'examen de ce dernier os me fit voir que le mal remontait plus haut. Par une nouvelle section, faite à *4 centimètres* au-dessus de la précédente, j'arrivai à trouver le tissu osseux normal. La scie avait atteint la limite de l'ostéite. J'avais donc été obligé d'enlever *9 centimètres d'humérus* pour trouver le tissu osseux parfaitement sain. Huit points de suture avec des fils métalliques réunirent les lèvres de la plaie. (Pansement. Linge troué et cératé, larges gâteaux de charpie, compresses et bandes; membre supérieur en demi-flexion placé dans une gouttière métallique.) Aucune ligature ne fut appliquée. Il se produisit une légère hémorrhagie qu'un quart-d'heure de compression sur l'artère humérale fit cesser. Il est inutile de faire remarquer que le nerf cubital avait été respecté pendant l'opération.

Le soir, le malade a un peu de réaction. Peau chaude, visage coloré. Pouls à 120 pulsations, douleur modérée.

12. État général assez bon. La réaction continue. On change le pansement. Un peu de rougeur érysipélateuse sur le membre. On le couvre de cérat.

13. Même état.

14. On renouvelle les pièces de pansement. Un point de suture est enlevé. Il sort à son niveau une certaine quantité

de caillots sanguins. Un peu de sérosité sanguinolente. (Bouillon, potages.)

15. Même état.

16. J'enlève les points de suture. Suppuration de bonne nature en quantité modérée. La partie supérieure de la plaie est réunie; à la partie inférieure, le bourgeonnement commence. (Bandelettes, cérat, charpie.) État général très satisfaisant. Mais en faisant le pansement, je remarquai que l'obligation d'enlever chaque jour le membre opéré de la gouttière pour renouveler les pièces de l'appareil, imprimait des mouvements qui devaient retarder la cicatrisation. C'est alors que je remplaçai la gouttière en fil de fer par une en plâtre, dont le moule avait été pris sur le bras d'un autre malade. La partie de cette dernière, *correspondant au coude,* avait été coupée perpendiculairement à son grand axe, afin d'offrir deux valves qui, en s'abaissant, permettaient le renouvellement de la charpie et des compresses, sans imprimer aucun mouvement au coude. C'est le 17 que j'appliquai pour la première fois cette gouttière en plâtre.

18. Le malade a eu un frisson pendant la nuit. A la visite, son pouls est un peu fréquent, sa peau est chaude. Du reste, la plaie marche toujours régulièrement. (Potion avec sulfate de quinine, 60 centigrammes; extrait mou de quinquina, 3 grammes.)

19, 20. Le malade n'a pas eu de nouveau frisson; à tous les points de vue, il va parfaitement.

21, 22, 23, 24. On n'a pansé le malade que deux fois durant ces quatre jours. La plaie se rétrécit beaucoup, les bourgeons sont magnifiques. Le malade facilite le pansement en soulevant le bras avec l'aide de l'autre; il mange avec appétit, et a engraissé depuis l'opération.

A partir de cette époque, tout a marché de la façon la plus simple. Tous les deux jours, on panse la plaie, qui, le 15 février, est réduite à une étendue de 1 centimètre de largeur et 4 de longueur.

A partir de ce jour, le malade se lève; il reste même sans gouttière pendant quarante-huit heures. On s'aperçoit alors que ses os ne sont pas très bien soutenus, et on lui replace la gouttière plâtrée.

Dans les premiers jours de mars, la plaie extérieure est entièrement guérie; seulement, le trajet fistuleux de la partie supérieure et interne s'est ouvert et donne passage à un peu de suppuration. Il s'en forme deux autres sur la plaie, dans les deux jours suivants. (Cautérisations journalières, pansement simple. Le bras est toujours dans la gouttière.)

Le 20 mars, le malade serre fortement les doigts, peut soulever une chaise, et fléchit l'avant-bras sur le bras en le mettant en pronation. Plus de gouttière.

Dans les premiers jours d'avril, je fis deux injections de teinture d'iode par les trajets fistuleux : elles amenèrent de la douleur, de la rougeur, du gonflement de la partie malade, enfin tous les symptômes d'une inflammation intense. (Applications émollientes, repos de l'articulation.)

Tout cela dure jusqu'au 10 mai. A cette époque, la plaie a presque entièrement disparu, et l'on ne fait plus que des pansements simples. On peut manifestement sentir une corde de tissu fibreux très résistant, qui unit l'humérus aux deux os de l'avant-bras; ceux-ci peuvent se mettre dans l'extension à peu près complète, et sont aisément fléchis. Le malade est resté à l'hôpital jusqu'au 9 juillet; mais la guérison était absolue à la date du 10 juin. Il est allé à Royan, du 9 juillet au 5 août. Ce séjour lui a fait le plus grand bien. A son retour, il ne reste plus aucun trajet fistuleux.

J'ai eu la bonne fortune de revoir ce malade quinze mois après sa sortie de l'hôpital. Voici ce que j'ai constaté :

Le volume du membre supérieur droit est moindre que celui du côté opposé. Ainsi :

Circonférence du bras droit...... 20 centimètres.
—   —   gauche.... 26   —

Avant-bras :

Côté réséqué (circonférence)...... 23 centimètres.
Côté sain 27   —

Longueur :

Membre supérieur (réséqué)...... 46 centimètres.
—   —   côté sain...... 56   —

Il existe donc une différence de 10 centimètres dans la longueur.

Malgré cela, les mouvements de flexion, d'extension, de pronation et de supination, en un mot, tous les mouvements s'exécutent sans difficulté. Le malade se sert admirablement de sa main. Il est employé dans une imprimerie.

Le coude est remplacé par un cordon très épais et très dur, qui n'a pas la consistance osseuse, et qui se ploie à sa partie moyenne dans les mouvements que le malade exécute.

Tumeur blanche du coude. — Résection du coude. — Guérison.

Jean Lacave, âgé de quatorze ans, natif des Hautes-Pyrénées, d'un tempérament lymphatique, demeurant au Pénitencier, entre à l'hôpital le 26 avril.

Ce malade raconte que trois mois avant son entrée à l'hôpital, il ressentit un peu de douleur au niveau du coude gauche. D'abord appréciable pendant les mouvements, elle ne tarda pas à devenir permanente et à prendre un caractère lancinant. Bientôt survint la tuméfaction du coude ; la gêne dans les mouvements augmenta ; enfin, il se forma des abcès, en premier lieu, à la partie postérieure du coude, puis à la partie interne, et enfin en dehors. Ils s'ouvrirent spontanément. Ces ouvertures restèrent fistuleuses ; enfin, la flexion du membre, d'abord instinctive, devint absolue par suite d'une ankylose à peu près complète.

État du malade du 26 avril 1866 : Tuméfaction considérable du coude gauche, qui offre un volume double qu'à l'état normal. Article distendu par des fongosités parfaitement appréciables au doigt. Trois trajets fistuleux au niveau des anciens abcès ; le postérieur seul conduit au milieu de l'articulation. L'avant-bras est fléchi et à peu près ankylosé. Les quelques mouvements qu'on peut faire exécuter sont très douloureux.

Le 28 avril, je pratiquai la résection du coude. Le procédé opératoire fut le même que dans le cas précédent, avec cette seule différence que, au lieu de la scie à chaîne, je fis usage de la scie ordinaire et de la sonde de Blandin. Aucune artère ne fut liée; le nerf cubital fut respecté. Une seule complication, due au chloroforme, nous inspira quelques inquiétudes. L'enfant eut, en effet, une syncope qui dura cinq minutes.

Après avoir placé un drain dans le fond de la plaie, je réunis les lèvres au moyen de bandelettes de caoutchouc traversées par des épingles. Des gâteaux de charpie, maintenus par des compresses embriquées, complétèrent le pansement.

Le membre opéré fut alors placé dans une *gouttière en fil de fer articulée*, construite d'après mes indications, et dont je dois actuellement donner la description.

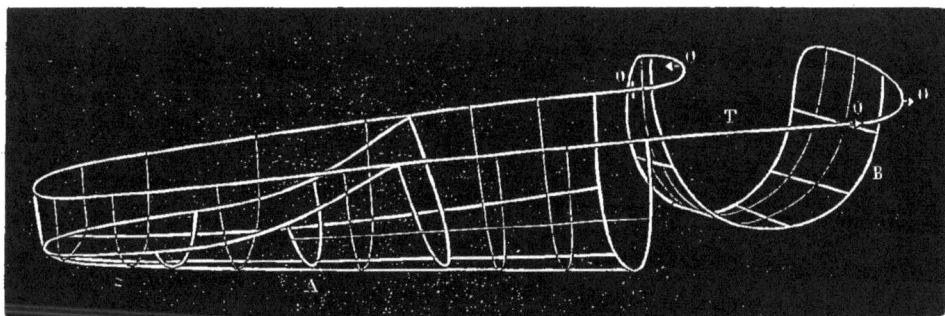

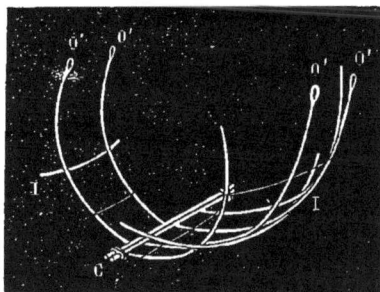

Cette gouttière coudée, à angle obtus au milieu, est composée de trois parties: 1° B, destinée au bras; 2° A, destinée à l'avant-bras et à la main, réunies entre elles par une

tige de fer, T, sur laquelle on trouve quatre crochets
mobiles OOOO ; 3° la portion I articulaire, composée de deux
valves, réunies par une charnière C, est mobile. C'est là que
repose le coude. Elle offre sur ses bords quatre ouvertures O',
destinées à articuler avec les crochets O. Grâce à cette disposition, chaque fois que j'ai pansé mon malade, j'ai pu,
laissant libres l'avant-bras et la main, ôter la partie moyenne,
y disposer les nouvelles pièces à pansement, et la replacer
sans imprimer aucun mouvement au coude.

Une potion avec sirop diacode, 30 grammes, a été admi-
nistrée au malade.

Le soir, il y a un peu de réaction ; pas de douleur. L'enfant
prend un peu de bouillon.

29. La réaction se montre. Peau chaude, pouls à 130 pulsations. (Bouillon, potage. Même potion que la veille.)

30. On procède au pansement. Un peu de sérosité sanguinolente s'écoule par le drain. Même état. (Même prescription.)

1er et 2 mai. Le malade est dans une bonne situation ; il
dort la nuit ; l'appétit est bon ; il n'a presque plus de fièvre.
On enlève les plumasseaux ; un peu de pus. (Bandelettes,
plumasseaux cératés.)

4. Pansement comme plus haut. On change le drain. État
général excellent.

6. Pansement. Même état.

8. Malaise général. Céphalalgie, envie de vomir, douleur
vive au niveau du coude ; fièvre, pouls à 130. Rougeur du
bras ; lancement douloureux dans la région. (Cataplasmes,
diète.)

9 et 10. Les douleurs et la fièvre continuent. (Continuation
des applications d'émollients.)

11. Les pièces de pansement sont inondées par la suppuration, qui, du reste, est de bonne nature. Les lèvres de la
plaie sont parfaitement en contact ; le pus s'écoule par le
drain. La fièvre a disparu, la douleur n'existe qu'au moment
où on panse le malade. Les cataplasmes sont appliqués
pendant plusieurs jours, jusqu'à la diminution de la suppuration, qui arrive le 20 mai. A partir de son apparition,
l'enfant a pris un gramme d'ergotine en potion, et ce moyen

à fait cesser l'engorgement inflammatoire et diminuer la suppuration d'une façon très notable.

21. Les pansements sont très simples à partir de cette époque ; ils se composent de charpie et de cérat. L'enfant prend un peu de force et commence à engraisser.

Le 26 mai, on s'aperçoit de deux ulcérations : l'une à la partie interne du pli du coude, l'autre en dessous. On enlève la gouttière et on fait reposer le bras dans la demi-fluxion, sur un plan incliné. A cette époque, toute trace de la plaie extérieure a disparu ; il ne reste plus que le passage du drain, qui a été renouvelé deux fois, et qu'on retire définitivement.

Le 6 juin, apparition de points fluctuants ; on ouvre ces abcès. Il reste toujours deux trajets fistuleux, dont il a été parlé plus haut.

Le 17 juin, on permet à l'enfant de se lever ; il tient son bras en écharpe. Il existe toujours des trajets sur divers points du coude. (Pansement à l'eau-de-vie camphrée, cautérisation au nitrate d'argent.) Les pansements sont continués pendant les mois de juin et de juillet.

L'enfant est envoyé à Royan le 2 août ; il en revient le 6 septembre dans un état de santé très satisfaisant. Son membre a pris de la force ; il serre assez vigoureusement les doigts ; il peut soulever une chaise, et faire exécuter à son bras des mouvements de flexion assez étendus. Son avant-bras est dans une position intermédiaire à la supination et à la pronation. Il reste toujours des trajets fistuleux, qu'on traite de la même façon que par le passé, et qui tendent chaque jour à disparaître.

L'état général du sujet est on ne peut meilleur.

La guérison est aujourd'hui confirmée.

Avril 1872. — Une particularité digne d'être mentionnée, c'est qu'au moment où je publie de nouveau cette observation, c'est-à-dire six ans après l'opération, ce jeune homme, que je vois chaque jour, a repris l'usage complet de son membre supérieur. Tous les mouvements *actifs* s'exécutent avec la plus grande facilité. Il est devenu garçon de café, et remplit sans aucune gêne les devoirs de sa profession. Entre les surfaces osseuses réséquées on distingue un cordon assez dur, filineux, qui est flexible vers sa partie moyenne, mais qui n'offre pas la consistance osseuse.

Tumeur blanche du coude droit. — Résection. — Guérison.

Simon Duvigneau, né à Fargues (Gironde), âgé de vingt-un ans, exerçant la profession de journalier, entre à l'hôpital Saint-André le 24 mars 1871, pour un abcès du coude qui est ouvert le même jour à la visite du soir.

Le malade raconte que depuis quinze mois il avait un gonflement douloureux au coude droit, qui empêchait les mouvements et le travail; que, il y a une quinzaine de jours, il est tombé de sa hauteur sur le coude droit, qui devint aussitôt le siège d'un gonflement considérable et d'une douleur très-vive. Jusqu'à l'époque de son entrée à l'hôpital, il employa des cataplasmes de riz constamment maintenus sur la partie malade. Le jour de son entrée, je constate que le coude est déformé, douloureux, surtout pendant les mouvements, et que, malgré l'emploi prolongé des émollients et du repos, le mal, loin de guérir, semble augmenter; l'articulation est de plus en plus tuméfiée et douloureuse; enfin, on y perçoit des craquements caractéristiques. Je jugeai la résection nécessaire; elle fut pratiquée le 26 mai au matin.

Le malade est anesthésié à l'aide du chloroforme. Une incision longue de 13 centimètres est pratiquée sur le côté postérieur et externe du coude. Les parties molles étant écartées avec les doigts, les os sont mis à nu. Il est alors facile de reconnaître qu'il existe de l'ostéite des extrémités supérieures du radius et du cubitus et de l'extrémité inférieure de l'humérus; l'articulation ouverte se trouve remplie de pus. Il y a un commencement d'ankylose du cubitus et de l'humérus. 4 centimètres environ de chacune des extrémités des trois os qui forment l'articulation du coude sont réséqués; puis un pansement est fait. Il n'y a pas eu d'hémorrhagie; quelques petites artérioles seules donnent un peu de sang que la compression ne tarde pas à arrêter. Le nerf cubital a été écarté dès le début de l'opération. Les bords de la plaie étant fongueux, déchiquetés, il est impossible de songer à la réunion par première intention. Un drain est placé dans le fond de la plaie, qui est entourée de charpie sèche solidement maintenue par un bandage roulé, puis le membre est placé dans une gouttière articulée droite. (Potion calmante.)

Le soir, le pouls est à 120.

27 mai. Nuit agitée. Le pouls se maintient à 120, l'appétit est nul.

27. Un érysipèle léger semble vouloir se déclarer, qui cède dès le 29. Pouls à 104.

31. L'érysipèle a complètement disparu. L'appétit est meilleur, les nuits sont calmes. La réunion par seconde intention est obtenue ; le pus, abondant, est de bonne nature ; les bourgeons charnus sont réprimés à l'aide du nitrate d'argent. Le pansement est fait chaque jour ; le pouls est tombé à 88.

5 juin. Le drain est enlevé, la plaie a bon aspect, l'état général est excellent.

12. L'aspect de la plaie a changé ; les bords tuméfiés se recouvrent d'une couenne grisâtre. L'eau-de-vie camphrée est remplacée par le vin aromatique. Peu à peu le gonflement cède, la matière grisâtre disparaît, la plaie redevient vermeille.

16. Les pansements à l'alcool camphré sont repris chaque jour.

20. La gouttière droite est remplacée par une gouttière coudée.

26. Un petit abcès se montre un peu au-dessus de l'articulation et à la partie interne ; il est ouvert le 28, et laisse échapper, avec le pus, une petite esquille provenant de l'humérus.

Le 1er juillet, le bras est entouré d'une gouttière en toile métallique flexible se moulant exactement sur le membre, et placé dans une écharpe. Des pansements rares sont faits tous les quatre à cinq jours ; la cicatrisation est complète.

Dans les premiers jours d'août, Duvigneau a été envoyé aux bains de mer de Royan, d'où il est revenu avec une cicatrisation à peu près complète, si ce n'est dans un point une suppuration tenace qui me fait supposer l'existence d'un petit séquestre. Quoi qu'il en soit, les mouvements ont reparu dans la jointure ; ils sont très limités, il est vrai, mais néan-

moins il est permis d'espérer qu'ils prendront peu à peu plus
d'extension et plus de force. Je n'ai plus revu le malade
depuis cette époque.

Tumeur blanche du coude droit. — Trajets fistuleux. —
Résection du coude. — Guérison.

Léon Septfond, de Cahors, âgé de trente ans, entre à
l'hôpital Saint-André, le 29 avril 1871, pour une tumeur
blanche du coude droit; il est placé lit 5, salle 10.

Il y a une dixaine d'années environ, raconte le malade,
qu'il a souffert pour la première fois du coude droit; les
douleurs intermittentes reviennent tous les deux ou trois
mois; les mouvements de flexion et d'extension de l'avant-
bras sur le bras sont alors très pénibles, et ne peuvent
s'exécuter qu'avec l'aide de la main gauche.

En 1864, étant en garnison à Bone, il fit une chute sur le
coude; on le transporta à l'hôpital Militaire, où son bras fut
placé dans un appareil inamovible. L'appareil resta en place
pendant vingt ou vingt-cinq jours, puis fut enlevé. Le membre supérieur droit tout entier était alors atrophié; le région
du coude seule devint le siége d'un gonflement douloureux
qui rendit les mouvements impossibles.

Le 1er novembre dernier, ce malade s'aperçut que des
phlyctènes s'étaient produites à la partie externe du coude;
il les perça lui-même. Dans les premiers jours d'avril, le
gonflement du coude augmenta encore; les douleurs devin-
rent insupportables; il se décida à entrer à l'hôpital Saint-
André.

Au moment de son entrée à l'hôpital, le 29 avril, je constate : le coude droit est tuméfié, rouge, douloureux à la
pression; il existe trois ouvertures par lesquelles s'écoule un
pus abondant, sanieux. L'exploration avec le stylet permet
de constater que les surfaces osseuses sont malades; je jugeai
la résection du coude nécessaire, et jusqu'au 12 mai, jour de
l'opération, des cataplasmes de riz furent placés, matin et
soir, sur la partie malade.

Opération faite le 12 mai. — Le malade se plaignant de
battements de cœur fréquents, l'anesthésie à l'aide du chlo-

roforme fut incomplète. Une incision est faite à la partie postérieure du coude. Le nerf cubital fut écarté; puis saisissant avec un davier d'abord l'extrémité inférieure de l'humérus, je la réséquai dans une étendue de 3 centimètres; il en fut de même pour les deux surfaces articulaires cubitoradiales. Un drain volumineux, largement fenêtré, fut placé dans la plaie, dont les lèvres sont réunies à l'aide d'une suture profonde, puis enduite de collodion. Le membre, placé dans ma gouttière métallique articulée, fut abandonné pendant quatre jours.

Le cinquième jour après l'opération, je renouvelai le même pansement, après avoir enlevé la suture profonde qui avait amené une réunion par première intention; il s'écoule par le drain une suppuration abondante et de bonne nature.

17 mai. Rougeur érysipélateuse sur le bras, gonflement, douleur; fréquence du pouls, 120 pulsations. (Application de poudre d'amidon, potion calmante.)

Cet état dure trois jours, après lesquels l'érysipèle cède. La suppuration tendant à diminuer, et s'écoulant du reste facilement entre la plaie et le drain, je me décide à enlever ce dernier. A cette même époque survient, à la partie supérieure et interne du bras, un abcès qui s'ouvre de lui-même, le 10 mai, laisse échapper un peu de pus et ne tarde pas à cicatriser. Des pansements avec de la charpie imbibée d'eau-de-vie camphrée sont faits chaque matin.

Le 1er juin, l'état général est excellent; l'appétit a toujours été conservé, le sommeil est un peu agité; je prescris une pilule avec extrait thébaïque, 5 centigrammes. A partir du 21 juin, les pansements deviennent plus rares; la plaie marche rapidement sans accident vers la cicatrisation.

29. J'enlève la gouttière, et je panse le malade avec de la charpie sèche. Le bras est ensuite entouré d'un bandage roulé et mis en écharpe. Ce pansement n'est plus renouvelé que tous les sept ou huit jours.

1er août. La cicatrisation est à peu près complète; quelques boutons charnus seuls restent encore à cautériser chaque fois. A ce moment, la guérison paraît presque achevée. Le malade fléchit son avant-bras sur le bras; il peut serrer la main; il a même pu écrire quelques lignes. Envoyé alors à

Royan, il en est revenu sans avoir pris des bains de mer. Je ne l'ai plus revu depuis cette époque.

Tumeur blanche du coude. — Trajets fistuleux. — Résection. — Guérison.

Henri Verdalle, âgé de neuf ans, de Bordeaux, d'un tempérament lymphatique, entre à l'hôpital le 21 août 1870, salle 5, lit 8.

Le début de l'affection dont ce malade est atteint remonte à dix-huit mois. Le coude gauche, à la suite d'une chute dans laquelle il avait violemment porté sur une pierre, devint le siége de douleurs obtuses. Ces douleurs, d'abord appréciables seulement pendant les mouvements, se montrèrent bientôt d'une manière continue. L'articulation angmenta de volume, la peau prit, à ce niveau, une teinte violacée; il se forma des abcès dont les ouvertures, demeurant fistuleuses, donnèrent issue à un pus mal lié.

Le membre affecté présente l'état suivant : le coude est notablement augmenté de volume; sa circonférence dépasse de 8 centimètres celle du coude sain; il existe, en arrière, un empâtement avec une fausse sensation de fluctuation, qui me font croire à l'existence de fongosités distendant l'article. En ce même point se rencontrent deux trajets fistuleux, dont l'un permit à une sonde de femme d'arriver sur les surfaces articulaires. La peau est amincie, luisante, violacée, surtout en arrière et en dehors. La pression est très douloureuse; le membre est dans la demi-flexion, les mouvements spontanés sont impossibles, les mouvements communiqués, limités et pénibles. La santé du malade est très bonne.

Le 9 septembre, je me décide à pratiquer la résection du coude.

Opération.—Je pratique une incision de 12 centimètres de longueur à la partie postérieure du bras et de l'avant-bras. L'humérus est d'abord sectionné à 4 centimètres au-dessus de la trochlée, puis séparé de ses moyens d'union avec les os de l'avant-bras. Ces derniers n'offrent d'altération que dans leurs parties articulaires qui, seules, ont été enlevées par la scie. J'excise ensuite toutes les fongosités qui remplis-

2

sent la plaie. Le nerf cubital a pu être isolé sans difficultés. Une hémorrhagie assez abondante s'étant produite par suite de la section d'une des récurrentes, une ligature a dû être appliquée sur ce vaisseau. La plaie est réunie dans sa portion supérieure par quatre points de suture entrecoupée.

10. Nuit bonne, quoique le malade n'ait pas dormi. Les pièces à pansement sont traversées par une sérosité sanguinolente. Pouls à 90. (Potage.)

11. La réaction commence. Pouls à 100, soif vive, face animée, douleurs modérées dans le siége de l'opération; le suintement sanguin paraît s'être arrêté.

12, 13, 14, 15. Même état; le malade a repris son régime habituel.

L'absence de douleurs et de tout phénomène inflammatoire grave me permit de ne faire le premier pansement que le 17, c'est-à-dire sept jours après l'opération. Je trouvai la réunion à peu près complète dans les points où j'avais essayé de l'obtenir, c'est-à-dire dans les deux tiers supérieurs de la plaie. Dans le reste de son étendue, celle-ci est rosée, bourgeonnante, et paraît tendre à une cicatrisation rapide. J'enlevai un point de suture.

21. *Deuxième pansement.* — La réunion s'est maintenue; les parties profondes semblent cicatrisées dans toute l'étendue de la plaie.

26. J'enlève les sutures. La portion de la plaie, encore à vif, offre le meilleur aspect et bourgeonne activement. La suppuration, de bonne nature, est très abondante. L'état général n'a pas chancelé un instant. L'appétit est demeuré bon. Du reste, l'enfant a toujours été soumis depuis le jour de l'opération à un régime fortifiant.

Pendant le courant du mois d'octobre, la cicatrisation a toujours marché; par suite, la plaie est moins étendue.

31 octobre. Le coude a notablement diminué de volume; il est presque indolent à la pression. La plaie est pansée par occlusion avec des bandelettes de diachylon disposées de manière à exercer une compression légère.

A partir de ce moment, le travail de la cicatrisation paraît s'arrêter un peu. Ce qui reste de la plaie offre un aspect blafard et et se couvre de fongosités. Il se forme deux abcès

sous-cutanés, qui laissent après eux de petits pertuis fistuleux : quelques esquilles sortent par cette voie.

Cependant, le coude continue à diminuer de volume ; les
mouvements communiqués sont devenus aisés et moins douloureux ; les mouvements volontaires commencent même à
s'exécuter avec une certaine facilité, ceux de flexion surtout.
A partir de cette époque, l'état du malade a toujours été en
s'améliorant jusqu'au jour où il a quitté l'hôpital, c'est-à-dire
au commencement du mois de mai.

Au mois de juin 1871, il a été dirigé sur Royan, d'où il est
revenu vers le 15 juillet dans l'état le plus satisfaisant. Voici,
du reste, dans quelles conditions il se trouvait à son retour
des bains de mer : les trajets fistuleux se sont fermés ; le
coude a sensiblement le même volume que du côté sain ; le
bras a pris de la force ; l'enfant serre vigoureusement la main
qu'on lui présente ; *il exécute avec une égale facilité les
mouvements de flexion et d'extension de l'avant-bras sur le
bras. Ces derniers sont tout à fait actifs, volontaires.* Les
mouvements de pronation et de supination existent également,
quoique moins étendus que les précédents.

Tumeur blanche du coude. — *Résection.* — *Guérison.*

Victor Clémet, célibataire, manœuvre, âgé de quarante-
quatre ans, entre à l'hôpital Saint-André le 11 février 1870,
salle 10, lit 24.

Six mois avant son entrée à l'hôpital, ce malade a fait une
chute sur le coude droit. Il a toujours éprouvé depuis, au
niveau de cette articulation, des douleurs qui, d'abord peu
vives et seulement appréciables pendant les mouvements, ne
tardèrent pas à devenir lancinantes et continues. Le coude
augmenta de volume ; la gêne de l'articulation se prononça
chaque jour davantage. Il se forma, à la partie postérieure,
puis à la partie externe du coude, des abcès qui s'ouvrirent spontanément. Ces ouvertures demeurèrent fistuleuses.
Enfin, la flexion du membre, d'abord instinctive, devint absolue, par suite d'une ankylose à peu près complète.

Le coude est le siège d'une tuméfaction notable ; sa circonférence mesure cinq centimètres de plus que celle du

côté opposé. Sur aucun point on ne perçoit de fluctuation, mais la palpation, exercée avec soin, fait reconnaître l'existence de fongosités distendant l'article et parfaitement appréciables au doigt. La peau de la région est luisante et violacée. *Deux trajets fistuleux existent au niveau des anciens abcès.* Le postérieur, seul, conduit dans l'articulation. Un stylet, introduit par la portion externe, arrive sur l'humérus, qui présente des signes de carie. L'avant-bras est fléchi et à peu près ankylosé; les quelques mouvements qu'on peut lui imprimer sont fort douloureux. L'état général est bon. Le malade, d'une constitution robuste, a toujours joui de la meilleure santé. Il se rappelle avoir eu, il y a vingt ans, une maladie vénérienne, dont il ne peut préciser la nature. Les renseignements qu'il donne à cet égard sont confus. Il semble cependant qu'il se soit agi d'un chancre. La résection du coude est décidée.

Opération le 10 mars. — Une incision longitudinale unique, pratiquée à la partie postérieure du coude, permet d'arriver directement sur l'articulation. Celle-ci est ouverte après qu'une dissection attentive a détaché toutes les parties molles adhérentes aux os. Il est alors facile de constater la friabilité, l'injection, ainsi que la dénudation des surfaces articulaires, en même temps que l'existence de fongosités molles et saignantes. Les extrémités du cubitus et du radius ayant été luxées, sont réséquées à l'aide de la scie à chaîne. Il en est de même pour l'humérus, qui est sectionné à cinq centimètres au-dessus de la trochlée. Le nerf cubital, isolé de sa gouttière ostéo-fibreuse, n'a nullement été intéressé. Aucune ligature n'a été appliquée.

Six points de suture entrecoupée réunissent les bords de la plaie, au fond de laquelle on place un drain. (Pansement à plat avec la charpie sèche.) Le membre en demi-flexion est placé dans une *gouttière articulée.*

Le soir, le malade a un peu de réaction. La peau est chaude, le visage coloré; le pouls est à 92.

11. La réaction continue; pouls plein, large, 120; pas de douleurs. (Bouillon, vin.)

L'état anormal est assez satisfaisant, bien que la fièvre soit vive (120).

15. *Premier pansement.* — La suppuration est abondante, de bonne nature; elle trouve, par le drain, un écoulement facile. La réunion par première intention a lieu dans une certaine étendue. Le bourgeonnement commence sur les autres points. J'enlève les sutures. (Pansement avec l'eau-de-vie camphrée et la glycérine, mélangées par parties égales; alimentation tonique, vin vieux.)

16. La fièvre a baissé; le pouls ne compte plus que 88 pulsations. La situation du malade est bonne; il dort la nuit; l'appétit est conservé.

17. *Pansement.* — La suppuration est abondante et continue à présenter le plus louable aspect. La plaie est rosée; elle bourgeonne bien. La fièvre a cessé; il n'existe de douleur qu'au moment du pansement. L'état général est satisfaisant. Le malade éprouve cependant un peu d'inappétence. (Vin de quinquina.)

24. La facilité avec laquelle le pus s'écoule rendant inutile la présence du drain, je me décide à l'enlever. La plaie est dans de très bonnes conditions. L'abondance de la suppuration oblige à rapprocher les pansements, qui, du 24 au 1er avril, sont faits tous les deux jours.

1er avril. La plaie s'est notablement rétrécie. Le bourgeonnement est actif. Le malade a repris son appétit.

4. *Pansement.* — Même état. La suppuration est diminuée, quoique toujours louable. Même état jusqu'au 16 avril.

16. L'humérus tendant à faire saillie en dedans et en arrière, je corrige cette déviation à l'aide d'un coussinet de ouate disposé au fond de la gouttière. L'écoulement du pus est moindre. La cicatrisation marche assez rapidement.

19. Même état. Jusqu'au 25, la suppuration augmente notablement.

25. La nuit a été très agitée. Le malade a beaucoup souffert au niveau du coude. Ce matin, le malaise persiste; il s'accompagne de céphalalgie intense, de nausées. Pouls 130, dur, bondissant. Le bras est rouge, tuméfié. (Cataplasmes de riz.)

26. Les douleurs et la fièvre continuent. L'épaule est le siège d'une tuméfaction et d'une rougeur érysipélateuses.

La suppuration a toujours un aspect louable; elle est abondante.

L'état général a faibli; le malade éprouve de l'inappétence; il est très affaissé, surtout au point de vue du moral,
Cette nouvelle complication lui fait douter de sa guérison.

La disparition de l'érysipèle, qui cède à des applications
émollientes, la chute de la fièvre, ne modifient en rien ses
inquiétudes.

29. L'abondance et les caractères du pus me font soupçonner l'existence d'une nécrose d'un des os réséqués. En
examinant avec soin, je reconnais l'existence d'un séquestre
mobile provenant de l'humérus. Je l'enlève immédiatement.
Il comprenait presque toute la surface de section et une
petite portion de la diaphyse de cet os. A partir de ce
moment, la suppuration diminue d'abondance, la cicatrisation de la plaie marche, malgré une tendance à se recouvrir
d'une couche de matière couenneuse, comme lardacée, que
je combats avec le jus de citron. L'état général s'est amélioré. Le malade a repris confiance.

Les choses en étaient là, et tout semblait permettre d'espérer que l'on pourrait bientôt exercer le membre réséqué,
lorsque, le 23 mai, le malade se plaint d'une douleur vive
dans le côté droit de la poitrine. La face est rouge, animée;
les yeux sont vifs, ardents; pouls à 120. La percussion, pratiquée sur le côté gauche, accuse une matité assez étendue.
L'oreille perçoit des râles crépitants. Il n'y a pas encore
d'expectoration. La respiration est assez calme. (Potion avec
tartre stibié, 30 centigr.; vésicatoire sur le côté.)

24 mai. Nuit mauvaise. Le malade a été en proie a une
dyspnée très forte. Ce matin, le visage a pris une coloration
ictérique qui se retrouve sur toutes les muqueuses. La dyspnée est intense, l'expectoration encore peu abondante et
rouillée. La percussion révèle les mêmes particularités. Il
existe du souffle au niveau de la matité. Pouls 120. (La potion
stibiée est remplacée par une potion au kermès et à l'extrait
mou de quinquina.) Malgré l'état de faiblesse du malade, qui
ajoute encore aux dangers de la phlegmasie pulmonaire, ces
symptômes ne tardent pas à s'amender. La dyspnée diminue;
le souffle, après avoir duré deux jours, est remplacé par des

râles sous-crépitants. L'expectoration devient abondante et muqueuse. La fièvre tombe, et le pouls ne compte plus que 90 à 85 pulsations. La teinte ictérique persiste. (On continue l'extrait mou de quinquina mélangé au kermès ; bonne alimentation, vin vieux.) Cependant, l'état de la plaie est demeuré le même ; la cicatrisation semble arrêtée, et les bourgeons sont recouverts par un dépôt fibrineux, qui ne cède que difficilement aux applications de jus de citron. A partir de cette époque, les pansements ne s'effectuent plus qu'à de longs intervalles.

12 juin. J'enlève un second séquestre, qui complète en quelque sorte le premier. La cicatrisation est à peu près achevée. La réunion de la plaie s'est faite dans les trois quarts de son étendue. Le coude a notablement diminué de volume. Toutefois, la débilitation profonde où se trouve le malade le contraint à garder le lit, et ce n'est guère que vers la fin de juin qu'il commence à pouvoir se lever.

Les péripéties nombreuses qu'a présentées cette histoire ont jusqu'ici empêché de donner à l'articulation les soins qu'elle réclame pour reprendre ses fonctions perdues. Le membre est, en effet, dans l'extension presque complète, et les mouvements de flexion, très limités, ne peuvent être communiqués qu'au prix de très vives douleurs. En même temps, et par suite de l'inaction prolongée à laquelle ils ont été condamnés, les muscles fléchisseurs du bras, le biceps surtout, ont perdu de leur volume et de leur puissance de contractilité volontaire.

Je m'attache d'abord à rendre au coude sa souplesse et sa mobilité. Pour cela, des manipulations, aidées de bains sulfureux, sont renouvelées chaque jour. Aussi l'articulation se trouve-t-elle bientôt dans les conditions nécessaires pour exécuter ses divers mouvements.

Mais la faiblesse dont je parlais plus haut a pour résultat une impuissance complète du membre, qui se fléchit bien avec un secours étranger, mais retombe inerte dès qu'on l'abandonne. Pour lutter contre cet état, je soumis, pendant deux mois, le malade à l'application de courants électriques. Au bout de ce temps, l'amélioration était notable. Non-seulement l'état d'empâtement du membre avait disparu, non-seulement les saillies musculaires commençaient à se montrer, mais le malade pouvait porter la main à la tête. Ce ne sont pas seulement les mouvements de flexion qui sont revenus ; l'extension est, en partie, volontaire, car le membre, placé sur un plan horizontal, peut se fléchir et reprendre sa première position.

L'époque des bains de mer étant arrivée, le malade est dirigé sur Royan.

Revu au mois de septembre 1871, Clémet offre l'état suivant :

Le volume du membre supérieur droit est moindre que celui du côté opposé. Ainsi, la circonférence du bras droit mesure 21 centimètres, alors que celle du bras gauche en compte 26.

Avant bras (côté réséqué) .... 24 centim.
— côté sain................ 28 c. 1/2.
Longueur. Membre supérieur réséqué.. 50 centim.
— Côté sain................. 57 centim.

Il existe donc une différence de 7 centimètres dans la longueur.

Les mouvements de flexion de l'avant-bras sur le bras, de la main sur l'avant-bras, se font bien. Ceux d'extension obéissent à la volonté. La pronation et la supination ne s'exécutent que dans une mesure assez restreinte.

Le toucher fait constater, à la place du coude, l'existence d'un cordon épais et très dur, qui n'a pas la consistance osseuse, et se ploie, à sa partie moyenne, dans les mouvements que le malade exécute.

Le résultat favorable obtenu chez nos six malades est venu justifier pleinement le traitement mis en usage. Mais cette justification ne peut suffire à la critique, qui, alors même que la terminaison est des plus heureuses, a le droit de rechercher si les moyens qui ont obtenu cette terminaison trouvaient une indication suffisante.

Or, parmi les ressources chirurgicales dont dispose la thérapeutique articulaire, il en est une qui a joui longtemps d'une grande réputation, et qui, dans le cas présent, a été laissée de côté : je veux parler de la cautérisation au fer rouge, qui, pour un grand nombre de chirurgiens, à la tête desquels il faut citer Gerdy, Lisfranc, Velpeau, constitue le traitement par excellence de la tumeur blanche.

Bonnet lui-même y a eu quelquefois recours. Dans son *Traité de thérapeutique des maladies articulaires,* il rapporte l'observation d'une enfant affectée de tumeur blanche du coude, chez laquelle il n'hésita pas à porter un cautère jusque sur les portions cariées des os. Je ne pense pas que l'on trouve aujourd'hui beaucoup de chirurgiens disposés à suivre cet exemple, surtout avec les procédés nouveaux dont s'est enrichie la médecine opératoire. Aussi me crois-je autorisé à dire que la cautérisation au fer rouge, si prônée en 1840, n'est plus réservée que pour quelques cas de tumeurs blanches affectant une *marche essentiellement lente.* « Dans tout autre cas, dit Panas *(Nouveau Diction-* » *naire pratique),* la cautérisation est non-seulement une » méthode infidèle, mais encore peut aggraver le mal en » faisant naître dans l'article une vive inflammation. »

La cautérisation présente, en outre, l'immense désavantage d'altérer les parties molles de l'article, surtout la peau, d'y provoquer des ulcérations souvent fort longues à cicatriser. Que ces parties molles soient peu épaisses comme à l'articulation du coude, qui, en arrière, est pour ainsi dire sous-cutanée, si la cautérisation échoue, on n'a plus d'autre ressource que l'amputation.

La résection ne peut plus être faite par suite des lésions de la peau et des autres tissus mous. On comprend maintenant pourquoi avait été écartée, dès le début, l'idée de l'emploi de ce moyen, qui aurait pu avoir pour résultat de rendre impossible le recours à la résection.

La contre-indication qui résulte de ce fait, et sur laquelle j'insiste vivement, paraîtra de la plus haute importance, si l'on envisage les résultats comparés de l'amputation et de la résection. (Voir p. 29.)

Ces résultats ont été consignés par Painetvin dans sa Thèse, et se retrouvent dans les conclusions suivantes :

1° Au point de vue de la mortalité, la résection du coude, appliquée aux affections chroniques de cette articulation, ne nous paraît pas avoir sur l'amputation du bras autant d'avantages que paraissent l'indiquer certaines statistiques.

2° Ces avantages, quoique faibles, nous paraissent exister réellement.

3° Au point de vue des autres résultats, elle nous paraît de beaucoup préférable à l'amputation, puisque, dans les deux tiers des cas qui ne se terminent pas par la mort, il y a conservation d'un membre très utile. Il résulte que, dans bon nombre de cas, la résection doit être substituée à l'amputation.

4° Lorsque, pour remédier à une affection osseuse, on a ouvert une articulation, il y a avantage à retrancher toutes les parties osseuses qui la composent, c'est-à-dire à ne pas faire de résections partielles.

Je trouve dans la Thèse de M. Painetvin les détails suivants relatifs à la mortalité et à la proportion des guérisons :

D'après Thore, dans sa Thèse, resections pathologiques, 88 : 68 succès, 20 morts ou insuccès, soit 22,5 0/0.

Dans ces 88 cas se trouve la statistique de M. Textor, de 1821 à 1843 : 16 faits, dont 2 encore en traitement; restent 14, dont 1 pour cause traumatique; restent 13, dont 4 morts, soit 30,7 0/0. (*Gaz. méd.*, 1843, p. 186.)

Statistique de Roux, en 1846 : 18 opérations, 6 morts, soit 33,3 0/0. (Malgaigne, *Méd. opér.*, 7ᵉ éd., p. 235.)

Statistique de Syme, en 1843 : 15 opérations, 5 morts, soit 33,3 0/0.

Statistique du professeur Blasius (*Médico-chirurgical Review*, avril 1851, p. 299) : 90 cas, dont 82 seulement sont connus quant à leurs résultats, 10 morts, soit 12 0/0.

Dans cette statistique, aucune distinction n'est faite entre les cas pathologiques et les traumatiques; or, cette distinction, si elle eût été faite, aurait amené une proportion plus forte pour la mortalité; car il est à peu près démontré que les résections traumatiques donnent plus de succès que les premières.

Statistique de Trélat, de 1851 à 1860, dans les hôpitaux de Paris : 21 cas, la plupart pour des cas pathologiques (*Bulletin de la Société de Chirurgie*, 1862, p. 202), 7 morts, soit 33,3 0/0. A ces 3 faits, Painetvin en ajoute 3, dont 1 mort, ce qui donne 24 résections pathologiques, 8 morts, soit 33,3 0/0.

Statistique de Heyfelder : 210 résections, qui donnèrent 24 morts, soit 11,4 0/0.

Painetvin fait observer à juste titre qu'il existe une différence considérable entre les résultats statistiques de MM. Blasius et O. Heyfelder d'une part et ceux de Thore et Trélat. La mortalité, chez les deux premiers, était représentée par 11,4 et 12 0/0; chez les deux autres, par 33,3 0/0.

La cause de ces différences se trouve : 1" dans ce que les deux auteurs étrangers s'appuient sur les faits publiés, soit dans les journaux, soit dans d'autres ouvrages; or, tous les cas de résection du coude sont loin d'être publiés en France aussi bien qu'à l'étranger ; 2° dans l'annonce-insertion prématurée du résultat des opérations faites par les Anglais.

« Ce n'est pas après un et deux mois, dit-il, que l'on peut apprécier le résultat d'une résection du coude, et même si le malade est hors de danger. Souvent, ils se bornent à indiquer qu'une opération vient d'être faite. » (P. 80.)

Au contraire, la statistique de M. Trélat nous donne toutes les résections qui ont été faites dans les hôpitaux de Paris pendant dix ans; elle tient compte également de tous les faits heureux ou malheureux.

Il faut donc distinguer deux sortes de statistiques, suivant leur origine :

1° L'une, qui s'appuie sur les faits publiés ordinairement dans les journaux, par hasard, sans suite et sans régularité;

2° L'autre, qui s'appuie sur des séries de faits pris dans les hôpitaux ou comprenant tous ceux de la pratique de quelques chirurgiens.

Or, d'après Painetvin, les statistiques faites avec les documents publiés dans les journaux français ou étrangers ne devraient pas servir de base pour établir la mortalité et les résultats des opérations en général, et de la résection du coude en particulier.

« Pour contribuer à former une statistique telle que nous l'entendons, nous avons dû recourir à d'autres sources, ajoute Painetvin, et nous avons fait le relevé des résections pratiquées pendant quatre ans, à partir du 1er janvier 1861, dans les hôpitaux de Paris :

Textor	13 résections	4 morts	30,7 0/0
Syme	15 —	5 —	33,3 0/0
Liston	7 —	1 —	
Roux	18 —	6 —	33,3 0/0

29

Hôpitaux de Paris.

(De 1851 à 1861) Trélat..... 24 résections.. 8 morts.. 33,3 0/0
(De 1861 à 1865) Painetvin. 20   —   .. 6 — .. 30. 0/0

Or, en s'en tenant aux résultats tirés des hôpitaux de Paris, *la proportion de la mortalité serait donc de 32,2 0/0.* »

Mortalité après l'amputation du bras, comparée à celle de la résection du coude.

Le journal *the Lancet* offre un relevé de 470 amputations du bras, ayant donné 157 morts ou 33,4 0/0.

Dans les hôpitaux de Paris, M. Malgaigne a trouvé 61 amputations pathologiques, 24 morts, soit 39,3 0/0. (*Méd, opér.*, 7e édit., p. 275.)

M. Trélat, de 1851 à 1861, 54 amputations pathologiques, 17 morts, soit 31,4 0/0. (*Bulletin de la Société de Chirurgie*, 1862, p. 202.)

Painetvin a trouvé, de 1861 à 1865, 33 amputations pathologiques, 12 morts, soit 36,36 0/0.

La moyenne de la mortalité dans les hôpitaux de Paris, après les amputations pathologiques du bras, serait donc de 35,8 0/0.

Painetvin conclut :

« La différence de la mortalité entre les amputations du bras et les résections pour affections chroniques n'est pas bien grande, comme on peut le voir; elle n'est pas comparable à celle que donne M. O. Heyfelder. Il résulte cependant de l'étude que nous venons de faire qu'un léger avantage reste encore à la résection du coude. » (P. 83.)

La résection donna donc une mortalité moindre; mais elle offre un autre avantage, c'est la conservation d'un membre très utile.

Ainsi, chez quatre de nos malades, les fonctions s'accomplissaient presque aussi bien dans le membre réséqué que dans l'autre.

Les procédés mis en usage dans la résection du coude sont nombreux. Nous ne citerons que pour mémoire l'incision en T renversé de Heyfelder et Maisonneuve, celle en + de Syme, celle en T droit de Thore et Roux, l'incision en H de Moreau. Je leur préfère l'incision longitudinale *unique*, proposée par Parck et étendue par Chassaignac à toutes les résections articulaires. Ce procédé a l'avantage d'entraîner moins de délabrement des parties molles, de rendre la réunion plus facile, d'offrir des chances moindres de léser un nerf ou un gros vaisseau, l'incision étant parallèle à leur direction. Robert, dans son Rapport présenté en 1849 à la Société de Chirurgie, lui a reproché de nécessiter de trop longues incisions, et surtout de laisser dans la partie la plus profonde de la plaie le nerf cubital, dont l'isolement devient difficile et peu sûr. Mais d'abord, ainsi que le fait remarquer M. Bœckel, quel que soit le procédé qu'on emploie, il n'est pas indispensable de disséquer et d'isoler le nerf cubital pour être sûr de le ménager. Si l'on fait l'incision jusqu'à l'os, et qu'on sépare les parties molles en conduisant le tranchant du bistouri *très ras* de la surface osseuse, on évite toute lésion du nerf. Si celui-ci était, par hasard, intéressé (je dis par hasard, car, dans ces six cas de résection du coude, cet accident ne m'est jamais arrivé), le mal ne serait pas sans remède, puisque, pour rendre l'opération plus facile, M. Maisonneuve a proposé de *couper le nerf cubital, affirmant avoir vu la sensibilité et la motilité se rétablir toujours après cette section.*

*Carie de l'extrémité inférieure du radius et de la première
rangée des os du carpe. — Trajets fistuleux. — Résection
des parties malades. — Guérison.*

Lucie Patrice, âgée de vingt-deux ans, célibataire, domes-
tique, née à Mont (Basses-Pyrénées), entrée à l'hôpital
Saint-André le 20 août 1865, est couchée au lit 9 de la
salle 5.

Il y a environ un an que cette femme, sans cause appréciable, éprouva au niveau du poignet gauche une douleur
sourde et permanente. Cette douleur, qui primitivement
n'empêchait pas le jeu des surfaces articulaires, devint, peu
à peu, plus intense ; bientôt la malade fut obligée de suspendre son travail et de recourir à l'emploi des eaux de Barèges
(juillet 1865). A cette époque, s'ouvrit, à la partie inférieure
et antérieure du radius, un abcès qui persista et se convertit
en trajet fistuleux. A son retour de Barèges, son état s'aggravant, la jeune fille entra à l'hôpital Saint-André, le
20 août 1865.

Peu de jours après son entrée dans mon service, un
nouvel abcès, suivi d'un nouveau trajet fistuleux, se produisit
au niveau du deuxième métacarpien, à la région dorsale.
Dans le courant de novembre, un troisième abcès se montra
près de l'extrémité supérieure du cinquième métacarpien.
Le traitement consista en injections avec la teinture d'iode,
applications émollientes sur le poignet. (Huile de foie de
morue, bonne alimentation.) Malgré ces moyens employés
avec persévérance, les mouvements étaient toujours douloureux et même impossibles. Les doigts, dans une extension
habituelle, ne se fléchissaient que très peu et difficilement.
Je me décidai alors (novembre) à faire une cautérisation
énergique avec le fer rouge, au niveau de tous les trajets
fistuleux : elle n'amena aucune amélioration.

Au mois de janvier 1866, l'état s'aggravant, je parlai à
cette malade de la nécessité de pratiquer une opération plus
décisive. Elle s'y refusa d'abord, et ce ne fut qu'après deux
mois qu'elle se décida à subir la résection de l'extrémité
inférieure du radius et d'une grande partie des os du carpe.

Avant d'indiquer le procédé opératoire que je suivis, il est important de donner une description exacte des parties malades au moment de l'opération :

Gonflement général de la main, surtout à la région palmaire. Le poignet est également gonflé; doigts immobiles dans l'extension, mouvements impossibles. Trois trajets fistuleux existent : le premier, situé à la région antérieure du carpe, à 4 centimètres de profondeur; il conduit le stylet au milieu de l'articulation labio-carpienne. Les deux autres trajets, placés en arrière, ont, l'un, 1 centimètre, l'autre, 4 centimètres de profondeur. Ce dernier se dirige vers le radius et les os de la première rangée. L'instrument occasionne de la douleur; il permet de constater l'existence de fongosités articulaires molles et saignantes. La circonférence du poignet est de 16 centimètres au niveau du carpe, de 20 à la partie supérieure du pouce. Les parties correspondantes, dans le côté sain, donnent 14 et 18 centimètres.

L'état général de la malade est assez bon, quoiqu'elle soit affaiblie et pâle.

Opération faite le 7 avril. — La malade étant endormie au moyen du chloroforme, l'artère humérale comprimée par un aide qui soutient le bras, un autre maintenant l'avant-bras, qui repose sur son bord cubital, je fis une incision de 15 centimètres sur la partie inférieure du radius; le bistouri ouvrit, d'emblée, une grosse veine qui donna beaucoup de sang; on comprima énergiquement, et l'hémorrhagie cessa. Avant d'arriver à l'os, je divisai plusieurs petites artères qui furent aussitôt liées. Enfin, je tombai sur le carpe qui était *dénudé, ramolli, friable,* dans une étendue de 4 centimètres environ. J'introduisis dans l'espace inter-osseux la sonde de Blandin, et, à l'aide de la scie à phalange, je coupai cette extrémité. La section avait dépassé le mal, car le reste du radius était sain. Je portai alors mon index sur les os du carpe. Je les trouvai friables, s'écrasant sous une légère pression; aussi fut-il facile, à l'aide de pinces ou des doigts, d'en ôter de nombreuses parcelles. Toutes les parties malades furent ainsi enlevées, et l'examen attentif de l'excavation produite par l'enlèvement d'une partie du carpe m'ayant permis de constater que rien d'anormal n'avait été laissé, je procédai au pansement. Des bourdonnets de charpie sèche furent placés dans l'excavation pour la combler; on maintint le tout par une compresse. La main fut disposée sur une palette en bois, et maintenue au moyen d'une bande. La malade, parfaitement endormie, n'a fait aucun mouvement, si ce n'est pendant le pansement, où elle a été prise d'une attaque d'hystérie assez intense (elle y était sujette) qui céda cependant à des affusions froides. (Potion calmante pour la nuit. Bouillon le soir.)

Le lendemain, 8 avril, on change la compresse qui est couverte d'une légère quantité de sang. La malade a passé une bonne nuit, elle a pris du bouillon. Pouls à 120, réaction modérée.

9. On renouvelle la compresse, on ne touche pas à la charpie; la plaie n'a saigné que très peu. Même état, même prescription. (Nourriture, vin vieux, rôti.)

10. Je change la charpie. L'excavation est remplie d'un peu de pus. Le bourgeonnement commence. On facilite l'écoulement au moyen d'un drain passant dans la plaie et dans un ancien trajet fistuleux. On met encore de la charpie sèche. Bonne réaction, appétit et sommeil.

11. La suppuration est bien établie; elle est abondante et imbibe toute la charpie. État général bon. Pouls à 100. Pansement avec des plumasseaux de charpie sur la plaie.

12, 13, 14, 15. Durant tous ces jours, la malade va de mieux en mieux. La plaie marche très bien. Le bourgeonnement est nettement établi le 15, et l'excavation commence à se combler.

16. Je retire le drain, et je réunis les bords de la plaie avec des bandelettes. Le milieu est toujours ouvert par l'issue du pus. État général bon. La fièvre a cessé.

17, 18. Même état. Je permets à la malade de se lever.

Du 18 au 30 avril, je pansai de la même façon la malade, 5 fois seulement. La plaie offrait un bourgeonnement très actif.

10 mai. La plaie est réunie dans sa plus grande étendue.

Le côté radial de la main ayant une tendance à s'incurver, je fis construire l'appareil suivant, à l'exécution duquel M. Bataille apporta tous ses soins. Il ne pouvait, dès lors, que réussir.

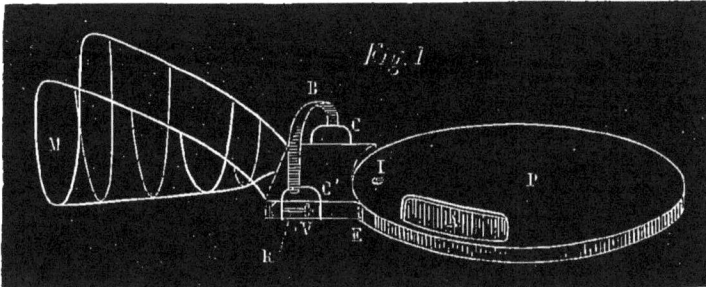

Description de l'appareil; son mode d'application.

M Gouttière destinée à recevoir l'extrémité inférieure de l'avant-bras et le poignet.

P Planchette pour la paume de la main.

A Pièce de bois articulée perpendiculairement à la planchette P contre laquelle vient reposer le bord de la main que l'on veut redresser.

E Lame de cuivre, à charnière, articulée avec le bord de la planchette, et offrant une rainure R qui peut *glisser* sur la vis V, si elle est lâche, ou être *immobilisée*, si cette vis est serrée.

C Anneau de fer auquel est soudée l'une des extrémités d'un ressort d'acier B, qui, à la manière d'un bracelet, entoure la poignet, et vient s'articuler avec l'anneau opposé C'.

Il est facile de comprendre que tout le mécanisme de cet appareil résulte de l'articulation mobile de la planchette avec la portion antibrachiale. La main reposant, en effet, sur la première, son bord touchant la pièce de bois, disposée perpendiculairement, tout mouvement tendant à changer la disposition de la planchette devait se communiquer à la main, qui, par suite, était redressée ou ramenée dans sa position primitive.

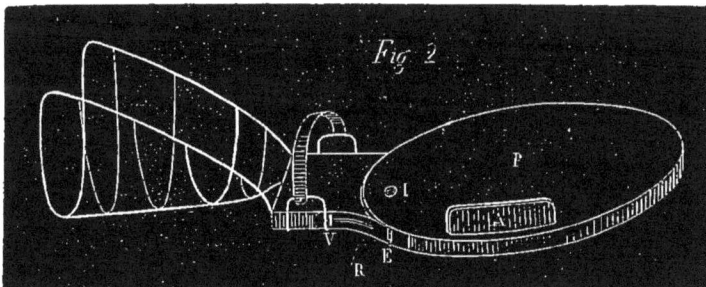

La figure 2 représente la planchette P arrivée à son plus grand degré de redressement. La vis V est, en effet, en contact avec l'extrémité de la rainure R.

Grâce à cet appareil, la cicatrisation se fit régulièrement, et la main fut redressée.

Pendant les mois de juin, juillet, août et septembre, l'état de la malade a été satisfaisant. La main n'a subi aucune déviation, la plaie a guéri très vite. Il restait cependant alors les trajets fistuleux de la face dorsale qui donnaient un peu de suppuration. Peu à peu ces trajets se sont fermés. Le 21 décembre, la malade est sortie guérie, pouvant exécuter facilement les mouvements de flexion et d'extension des doigts; en un mot, pouvant se servir de sa main.

A côté de cette observation, je dois en placer une autre qui offre, avec elle, quelques points de ressemblance. C'est la seule observation que j'aie empruntée à ma pratique civile.

Tumeur à myéloplaxes de l'extrémité inférieure du radius gauche. — Résection de la moitié inférieure de cet os. — Guérison, avec conservation des mouvements.

Il y a quatre ans, je fus consulté par un homme de cinquante-cinq ans environ, habitant près de Marmande, où il exerce la profession de métayer. Il me raconta que, huit mois auparavant, ayant voulu saisir par les cornes un bœuf qui s'échappait, l'animal donna un vigoureux coup de tête, qui imprima à son poignet gauche une forte torsion. A partir de cette époque, une douleur continue se manifesta dans ce point, et bientôt une tuméfaction se montra. Cette tuméfaction augmenta rapidement, au point d'empêcher les mouvements de l'article. Obligé de suspendre son travail, ce malade vint réclamer mes conseils.

Je constatai, à l'union des 2/3 supérieurs avec le 1/3 inférieur du radius gauche, une tumeur ayant le volume d'un gros œuf de poule. Cette tumeur était dure et un peu douloureuse à la pression, sans aucun changement dans la peau qui la recouvrait. Sa surface offrait de légères inégalités, sans bosselures. Les mouvements de flexion et d'extension de la main sur l'avant-bras étaient impossibles; il en était de même de la pronation. L'avant-bras était dans une supination forcée. Le cubitus et les os du carpe paraissaient sains. La tumeur occupait bien évidemment l'extrémité inférieure du radius.

Je déclarai au malade qu'une opération était indispensable; il y consentit. Assisté de M. le Dr Gervais fils, je procédai à cette opération de la manière suivante : Par une incision faite le long du bord radial de l'avant-bras, et s'étendant du milieu de cette région au milieu du bord externe du premier métacarpien, je divisai la peau, et j'arrivai ainsi sur les muscles, dont les tendons furent détachés et écartés avec soin. Le radius étant mis à nu en dehors, je séparai avec soin les muscles, en longeant les faces antérieure et postérieure. J'introduisis une scie à chaîne dans l'espace inter-osseux, et je pratiquai la section de cet os vers la partie moyenne. Saisissant alors le fragment inférieur avec un davier, j'achevai la dissection de haut en bas. Le volume considérable de la tumeur aurait rendu la désarticulation très difficile, sans une circonstance heureuse qui se produisit dans les mouvements que j'imprimai au radius : *la partie principale de la tumeur se sépara de la portion articulaire.* Je pus sans difficulté enlever cette dernière, et mettre ainsi à nu l'extrémité inférieure du cubitus, le scaphoïde, le semi-lunaire, qui n'offraient aucune altération. Aucune artère ne fut lésée.

Après avoir placé une grosse mèche de charpie dans la partie moyenne de l'incision pour faciliter l'écoulement du pus, j'affrontai très exactement les lèvres de la plaie, et je les unis avec des bandelettes de mousseline trempées dans du collodion. Ce moyen, qui avait été préconisé, peu de temps auparavant, par M. Tavernier, dans un cas d'extirpation de tumeur du cou, réussit parfaitement. J'obtins, en effet, partout, une cicatrisation par première intention, qui se maintint pendant tout le temps que dura la suppuration.

J'abrégerai ce qui a trait aux suites de l'opération, en disant que tout se passa régulièrement; que, pendant un mois, la suppuration fut très abondante; que peu à peu elle diminua, et que sept à huit mois après l'opération, le malade, qui, avant sa guérison complète, avait désiré retourner chez lui, put reprendre ses travaux. M. le Dr Bruneau, son médecin, m'écrivit alors, en m'envoyant la photographie du membre supérieur gauche de cet homme, que la cicatrisation était complète ; qu'à part les mouvements de pronation, il exécutait tous les autres, et qu'il se livrait, sans difficulté, à ses travaux habituels.

C'est d'après cette photographie qu'a été faite la planche qui suit :

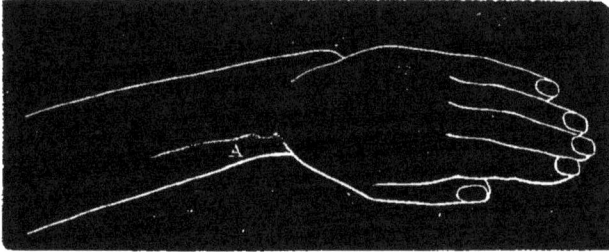

La lettre A indique la cicatrice qui a succédé à la plaie f..ite pour la ré-ection du radius.

Toutes ces opérations ont été faites d'après la méthode ordinaire et sans s'occuper du périoste. Dans l'observation qui suit, j'ai pris, au contraire, grand soin d'en conserver la plus grande étendue possible. On va juger du résultat.

Carie du radius. — Séquestre invaginé. — Résection sous-périostée. — Reproduction de l'os. — Guérison.

Etienne Barry, âgé de dix-sept ans, carrier, né à Vélines (Dordogne), entre à l'hôpital Saint-André le 14 février 1869 ; il est couché au lit 9 de la salle 1. — Doué d'une constitution robuste et d'un tempérament sanguin, il raconte que, huit mois auparavant, étant occupé à jeter des gerbes de blé sur une charrette, il ressentit tout à coup une douleur très vive dans le poignet gauche. Cette douleur persistant le lendemain, quoique diminuée, il réclama les soins d'un rebouteur très connu dans le pays, qui, après des manœuvres longues et pénibles, le renvoya en lui affirmant qu'il était guéri. Il n'en fut rien, et bientôt se déclara un phlegmon de l'avant-bras qui rendit nécessaires plusieurs incisions dont les cicatrices sont encore visibles.

Deux de ces plaies demeurèrent fistuleuses; l'avant-bras se gonfla dans sa partie inférieure; cet état de choses restant stationnaire, sans être cependant assez grave pour interdire tout travail, le malade se décida à entrer à l'hôpital.

État à son entrée. — On constate un gonflement de l'avant-bras qui affecte, dans sa partie inférieure, une forme presque cylindrique. Il existe cinq trajets fistuleux : trois sur la face dorsale, deux sur la face palmaire du membre. Ces trajets (je parle de ceux qui sont placés dans cette dernière région) sont disposés en ligne droite et ont pour siége la cicatrice d'un des débridements antérieurs. A la palpation, on reconnaît un gonflement du radius remontant plus haut que la partie moyenne de cet os, et se terminant brusquement par une sorte d'arête assez vive. La mensuration donne, pour la circonférence du membre, 24 centimètres; le gonflement mesure, en hauteur, 12 centimètres.

Un examen minutieux, à l'aide d'un stylet boutonné introduit par les trajets fistuleux de la face palmaire, permet de constater que l'os est notablement ramolli. L'instrument rencontre, vers la partie moyenne du tissu malade, une coque osseuse résistante, qui se laisse traverser par une pression plus forte et au-dessous de laquelle on trouve des points dont la consistance est diminuée; à ce niveau, le stylet enfoncé jusqu'à une certaine profondeur semble, tout à coup, arrêté par une masse dure.

La portion articulaire du radius paraît d'ailleurs saine. Les mouvements du poignet sont conservés; ceux de pronation et de supination sont abolis.

Le diagnostic me parut facile à porter; il s'agissait d'*une carie consécutive à une ostéite.* Je me décidai à pratiquer la résection de la moitié inférieure du radius, en respectant autant que possible l'articulation radio-carpienne, *et en conservant le périoste.*

Opération le 19 février. — Le malade étant chloroformé, je pratiquai, au bord externe de l'avant-bras, une incision de 15 à 18 centimètres commençant à 3 ou 4 travers de doigt au-dessous de l'épicondyle, et s'arrêtant à 2 ou 3 centimètres au-dessus de l'apophyse styloïde du radius. Cette incision, qui longe le long supinateur et qui intéresse les radiaux, met à nu le radius dans les deux tiers de son étendue.

Cet os, ainsi que l'avait révélé l'examen, est le siége d'un gonflement considérable. L'espace interosseux a presque entièrement disparu. Cependant, vers la partie moyenne de l'avant-bras, il me fut possible d'introduire la scie à chaîne et de sectionner en ce point le radius. A la partie inférieure, le gonflement étant beaucoup plus considérable ne permit pas le passage de la scie à chaîne. Aussi, fus-je obligé de recourir à la gouge et au maillet, pour achever la séparation du fragment osseux.

Ce fragment mesure 7 centimètres. Le tissu qui le constitue est carié dans la portion correspondante à la face palmaire de l'avant-bras. Cette partie cariée sert, en quelque sorte, de gaîne à deux séquestres, dont l'existence permet de comprendre pourquoi le stylet, après s'être enfoncé facilement dans le tissu osseux, semblait rencontrer un obstacle. Le périoste qui revêt la face postérieure et interne de l'os étant très épaissi, il me fut possible de le conserver.

Il ne s'est produit, pendant l'opération, aucune hémorrhagie sérieuse. Seule, une petite artère, qui servait probablement à la nutrition de l'os, fournit une certaine quantité de sang. Sa position au milieu du tissu osseux rendant sa ligature impossible, l'écoulement de sang étant d'ailleurs insignifiant, je n'en tins aucun compte. (Pansement avec de la charpie sèche introduite dans l'espace laissé libre par l'ablation de l'os malade. Les lèvres de la plaie sont rapprochées à l'aide de deux bandelettes de diachylon, comprenant entre elles une ouverture suffisante pour donner un libre passage au pus. Le membre est placé dans une gouttière articulée. — Potior. calmante.)

Soir. Le malade a éprouvé de vives douleurs dans le membre opéré. La réaction est modérée. Pouls à 86. Les pièces de pansement sont imbibées de sang.

20. La douleur a diminué; la face dorsale de la main est légèrement tuméfiée. L'hémorrhagie a cessé. Pouls à 96.

21. Pouls à 108, anorexie, soif ardente, céphalalgie. La

douleur a reparu; avec elle, un gonflement et une rougeur notables de la main, qui, gagnant la partie supérieure de l'avant-bras, me font craindre une complication phlegmoneuse. En examinant la plaie, je m'aperçois que les bandelettes de diachylon, devenues trop étroites par suite du gonflement des parties environnantes, exercent une constriction énergique. Je les enlève, sans les remplacer. (Pansement avec des gâteaux de charpie sèche. Frictions avec l'onguent napolitain belladoné. Cataplasmes de lin.)

22. Le malade souffre moins que la veille. L'aspect de la plaie est satisfaisant, la suppuration abondante. En pressant sur la région du coude, on fait sourdre, par l'angle supérieur de l'incision, une certaine quantité de pus de bonne nature. Toutefois, un petit abcès s'étant formé à la partie postérieure de l'avant-bras, je dus l'ouvrir avec le bistouri. (Pansement avec un linge troué, recouvert de gâteaux de charpie trempés dans un mélange, en parties égales, de glycérine et d'eau-de-vie camphrée.)

24. Suppuration toujours abondante. Le malade ne souffre plus; il conserve un peu d'anorexie. Pouls à 92. (Potion avec alcoolature d'aconit. Alimentation tonique.)

25. Même état que la veille. Même régime. Même pansement. En effectuant celui-ci, je remarquai qu'une portion du fragment supérieur du radius offrait un aspect grisâtre avec consistance crayeuse. Cette section est évidemment destinée à s'exfolier.

28. L'appétit s'est amélioré; les douleurs ont disparu. Pouls à 96. La suppuration, toujours abondante, est louable.

2 mars. Pouls moins fréquent. État général satisfaisant. La suppuration offre les mêmes caractères : la pression exercée au niveau de la partie supérieure de l'avant-bras continue à faire sourdre une certaine quantité de pus phlegmoneux par le petit orifice situé à l'angle supérieur de l'incision.

15. Pouls à 80. L'état général est très satisfaisant. La plaie est en grande voie de cicatrisation.

22. A la suite de tractions prudemment dirigées, j'enlève le séquestre, qui se sépare sans trop de difficulté. Pansement par occlusion, avec des bandelettes de diachylon.

31. La cicatrisation marche rapidement sous les bandelettes. Peu à peu, des bourgeons charnus sont arrivés au
niveau des parties environnantes. *La palpation permet de
reconnaître que le tissu qui a comblé la perte de substance a
une consistance cartilagineuse et rappelle celle du cal osseux
à son début.* On peut déjà prévoir que, *par suite d'un travail
de réparation, s'opérant aux dépens des parties molles voisines
et du périoste conservé, la continuité du radius sera en partie
rétablie.*

3 avril. La constriction opérée par les bandelettes de
diachylon a provoqué des douleurs assez vives, ainsi que du
gonflement à la main. (Ablation des bandelettes. Pansement
simple à la glycérine.)

7. La cicatrisation est complète, sauf en quelques points
très limités; le membre, enlevé de sa gouttière, est enveloppé
d'un bandage roulé. Le malade se lève pour la première fois.

15. Le radius faisant un coude du côté de la face dorsale
de l'avant-bras, on applique sur la face palmaire de ce
segment de membre une attelle destinée à corriger cette
déviation. Ce redressement était possible à cause de l'état
encore cartilagineux du nouveau cal.

3 mai. Il est sorti, par l'un des points cicatrisés, un petit
fragment osseux qui semble avoir appartenu à la partie
supérieure d'un des séquestres.

A partir de ce moment, l'histoire du malade n'offre rien
qui mérite d'être signalé. Quand il sort, le 26 juin, la plaie
est entièrement cicatrisée, et, ainsi qu'on l'avait espéré, l'os
s'est reformé dans toute son étendue. Le toucher permet,
en effet, de constater le *rétablissement de la diaphyse radiale.*

Voilà donc un exemple de cette régénération osseuse
que M. Sédillot, dans son *Traité de l'évidement,* déclare
sinon absolument impossible, du moins tellement rare qu'il
n'en connaît pas un seul cas bien vérifié. Les chirurgiens
qui ont cru à la reproduction de l'os ont commis, d'après
lui, une erreur qu'il n'est pas toujours facile d'éviter; « car,
» dit-il, le tissu inodulaire acquiert parfois une consistance,
» une solidité assez grande, pour faire croire à la présence

« de couches osseuses de nouvelle formation. » Rappelant
le cas de Dupuytren, où une lame fibreuse, épaisse, rempla-
çant le maxillaire inférieur extirpé, donnait la sensation
d'un os, il ajoute : « Pour être à l'abri de toute erreur, il
» faudrait rechercher, au moyen d'aiguilles à acupuncture,
» quel est le véritable état des parties, et s'il existe véritable-
» ment un os de nouvelle formation. » Je n'eus point recours,
je l'avoue, à ce mode d'investigation qui, dans le cas présent,
me parut absolument inutile pour entraîner la conviction.
La reproduction de l'os n'était, en effet, douteuse ni pour
moi ni pour ceux qui avaient vu le malade. Une semblable
erreur était-elle possible? Était-il permis de confondre du
tissu osseux avec du tissu cartilagineux, lorsqu'il s'agissait
d'un os aussi accessible au toucher que le radius?

D'ailleurs, la régénération osseuse est aujourd'hui hors de
doute. Expérimentalement, elle est surabondamment prou-
vée; cliniquement, il y a des observations authentiques qui
la démontrent.

Dès 1832, Heine, de Würtzbourg, établissait en partie
les fonctions du périoste, et exposait une série de pièces
qui représentaient les os régénérés par cette membrane, à
côté de ceux qui avaient été enlevés. L'analogie, au point
de vue de la solidité, était parfaite. Au contraire, les os
enlevés avec leur périoste d'enveloppe étaient remplacés
par des ossifications n'offrant ni la forme ni la force des
premiers et dont les usages fussent restés nuls ou insigni-
fiants. Flourens confirma les résultats du physiologiste
allemand, et ne laissa aucun doute sur la réalité des fonctions ostéogéniques du périoste, qu'il déclara la *source
unique de toutes les régénérations osseuses.* De là ces
formules : « On peut enlever au périoste une portion d'os
» et il rend cette portion d'os; on peut lui enlever une tête
» d'os, et il rend cette tête; on peut lui enlever un os

» entier, et il rend cet os entier. Le périoste reproduit donc
» et rend toutes les portions d'os qu'on lui ôte. Le périoste
» est la matière, l'organe, l'étoffe qui sert à toutes ces
» productions merveilleuses; le périoste est l'organe qui
» produit les os et qui les reproduit. » (Flourens, *Théorie
expérimentale de la formation des os*, Paris, 1847; — *de
la Vie et de l'Intelligence*, Paris, 1857, p. 69-71.) *(Mémoires
de l'Académie des Sciences.)*

Flourens entrevit le parti que la chirurgie conservatrice
pourrait tirer de ces données expérimentales; aussi, annon-
ça-t-il qu'une nouvelle chirurgie était née, que beaucoup
d'amputations et de mutilations seraient désormais prévenues.

Mais c'est surtout à M. Ollier, de Lyon, que la question
de la régénération des os par le périoste doit les plus grands
développements. Dans des expériences souvent répétées, cet
habile chirurgien a démontré que c'était bien le périoste, et
non le tissu cellulaire environnant, qui servait à la reproduction de l'os; les observations cliniques qui démontrent
la possibilité de la régénération, en l'absence du périoste,
n'étant que de très rares exceptions ou des faits mal inter-
prétés. M. Ollier ne s'en est pas tenu à l'expérimentation;
fort des données physiologiques, il a fait un grand nombre
de *résections sous-périostées*. Voici comment il s'exprime,
dans son *Traité de régénération des os*, sur la valeur de
ces opérations : « Les résections sous-périostées ont pour
» but de réparer les pertes de substance du squelette, de
» conserver la forme des membres et d'en rétablir les fonc-
» tions; aussi, doivent-elles être envisagées comme un
» perfectionnement des méthodes ordinaires; elles consti-
» tuent un progrès, non pas tant au point de vue de la
» conservation des membres qu'au point de vue du membre
» conservé. Ce sont, non seulement des opérations conserva-
» trices, mais des opérations régénératrices et réparatrices. »

M. Ollier avait été précédé sur ce terrain de la clinique par quelques chirurgiens, parmi lesquels il faut citer Blandin, Chassaignac, Nélaton, Richard, Verneuil, Demarquay, en France; Larghi et Borelli, en Italie.

Les résections sous-périostées pratiquées par ces chirurgiens étaient, en 1860, au nombre de 26. Elles ont été réunies par M. Sédillot qui compte, sur ces 26 cas, 19 insuccès et 7 succès dont il conteste l'authenticité ou l'interprétation. Aussi repousse-t-il formellement cette opération qui, dans aucun cas, ne peut remplacer l'amputation ou la résection ordinaire; elle ne constitue qu'une ressource chirurgicale d'une utilité restreinte et fort secondaire. Comme Guthrie, M. Sédillot pose en principe l'ablation des tissus fibreux, qu'il croit propre à faciliter la cicatrisation.

Il y a loin de ce langage à celui de M. Ollier. Ce dernier s'appuyant, comme M. Sédillot, sur les faits cliniques, c'est dans l'examen de ces faits que nous devons chercher les preuves ou la réfutation de ce qu'avancent ces auteurs.

M. Sédillot, en comptant 19 insuccès, nous paraît avoir été égaré par sa conviction de la supériorité de l'évidement. En étudiant attentivement les faits, nous verrons que 11 prétendus insuccès peuvent être regardés comme au moins douteux.

Gerdy, réséquant le maxillaire inférieur, conserve le périoste sans y attacher d'autre importance que celle qui lui semble résulter de la consistance cartilagineuse de cette membrane. Le périoste était donc dégénéré, et cependant on trouve, à l'autopsie, trois minces lamelles osseuses, correspondant aux branches et au corps de l'os. Jordan et Richard pratiquent la résection sous-périostée de l'humérus pour une pseudarthrose; l'insuccès est complet, mais cela prouve-t-il contre la régénération osseuse? Les conditions n'étaient pas normales; quoi d'étonnant qu'un périoste qui n'avait pu servir à former un cal ait été impuissant à reproduire la portion d'os enlevée?

Ces trois faits nous paraissent donc pouvoir être écartés à bon droit. Il en est de même du cas de Chassaignac. Il s'agissait d'une résection de la clavicule; au soixante-quinzième jour, la reproduction n'avait pas eu lieu. Mais celle-ci n'est jamais aussi rapide; ainsi, dans notre observation, elle n'eut lieu qu'au bout de *quatre* mois. M. Demarquay ne l'a vue se produire qu'au onzième mois. M. Sédillot s'est donc un peu hâté en rangeant ces derniers faits parmi les insuccès.

Dans les trois cas de résection du maxillaire inférieur pratiqués par Maisonneuve, il n'y avait pas, dit M. Sédillot, de régénération osseuse notable. Il faut s'entendre sur ces mots : *régénération osseuse notable*. M. Demarquay l'a dit avec raison : « Le chirurgien doit plutôt s'occuper de la » fonction que de la forme de l'os qu'il cherche à obtenir. » Ce dernier, en effet, aura rarement les mêmes qualités » que le premier, quoique au point de vue fonctionnel il le » remplace parfaitement. » La reproduction de l'os n'est cherchée que parce qu'elle amène le rétablissement de la fonction. Toutes les fois que celui-ci aura été obtenu, on ne pourra dire qu'il y a eu insuccès. Enfin, sur les cas de résection des côtes, M. Sédillot a vu qu'une fois il existait une lame osseuse de 2 millimètres d'épaisseur (l'époque où cette observation fut faite n'est pas indiquée); deux fois la portion enlevée était complètement remplacée, au bout de quatre ou cinq mois, par une pièce osseuse qui ne l'égalait ni en largeur ni en épaisseur. Dans le seul cas de Barrier, le toucher ne révélait l'existence d'aucune substance osseuse. Ce sont là des résultats plutôt heureux que défavorables.

Restent 8 insuccès sur lesquels il y aurait bien quelque chose à dire : dans un cas, on ne conserva du périoste qu'une bandelette étroite, et cependant il se développa des nodules osseux; dans un second cas, il s'agit d'une résection du maxillaire supérieur, et le reproche doit être adressé au chirurgien plutôt qu'à la méthode, car on comprend difficilement, *à priori*, la possibilité de la régénération de cet os. La résection fut pratiquée une fois pour une carie du radius s'accompagnant d'activation étendue du périoste.

Mais c'est trop nous appesantir sur ces faits; il convient, maintenant, de rechercher si les succès de résection sous-périostée sont d'une authenticité aussi douteuse que le pense M. Sédillot. Les objections du professeur de Strasbourg peuvent se résumer en deux points :

1° Le chirurgien s'est trompé en interprétant les faits dans le sens d'une régénération, ou bien 2° l'opération n'a pu être pratiquée. Malgré notre respect pour M. Sédillot, il nous paraît dangereux de mettre ainsi en suspicion les faits opposés aux idées que l'on soutient, surtout au moment où l'on préconise soi-même une méthode qui a besoin, elle aussi, de s'appuyer sur des faits. Qu'eût dit M. Sédillot, si quelqu'un eût mis en doute ses observations d'évidement, en donnant pour motif que la destruction de la moelle entraîne la nécrose de l'os? Il en eût appelé aux faits. C'est ce que nous faisons; or, les faits répondent en faveur de la méthode sous-périostée.

On croira difficilement, en effet, que des chirurgiens tels que MM. Larghi, Verneuil, Borelli, aient pu, dans une mensuration du bras, commettre une erreur de 7 à 8 centimètres, comme semble le penser M. Sédillot. Quant au fait de reproduction de l'os iliaque, que rapporte M. Larghi, l'observation est tellement précise qu'on ne saurait la repousser sans attaquer la loyauté scientifique de l'auteur.

D'ailleurs, depuis 1860, époque à laquelle M. Sédillot fit paraître son *Traité sur l'évidement*, de nouveaux faits se sont produits. M. Demarquay a vu deux fois la résection sous-périostée du maxillaire inférieur être suivie de la reproduction de l'os; M. Ollier a fait un grand nombre de résections sous-périostées, toutes avec succès. Donc, on ne saurait mettre en doute la régénération des os.

La résection sous-périostée est donc un progrès opératoire incontestable; elle marque un pas important dans cette voie conservatrice où la chirurgie doit toujours progresser. Fondée sur des données expérimentales exactes, elle trouve dans l'expérience clinique une confirmation que l'on a, en vain, essayé d'amoindrir. Parmi tous les succès qu'elle a obtenus, le cas que je viens de rapporter n'est pas un des moins concluants en sa faveur.

Tumeur fibro-plastique du maxillaire supérieur gauche. — Résection du maxillaire. — Guérison.

Coste (Michel), âgé de trente-cinq ans, scieur de long, entre à l'hôpital Saint-André, salle 17, lit 28, le 9 janvier 1867.

Ce malade est porteur d'une tumeur qui a commencé à se développer depuis trois mois, et qui a acquis rapidement le volume d'un gros œuf de poule.

Le 22 janvier, j'enlève la tumeur, et, avec elle, le maxillaire supérieur gauche en totalité. La tumeur avait pris son point de départ dans l'os.

Le 22 mars, ce malade quitta le service, la cicatrisation était complète.

Un mois après, il revient, présentant tous les signes d'une récidive, qui a marché avec une telle rapidité que la mort est arrivée le 27 juin. Je n'ai pas cru devoir tenter une nouvelle opération.

Tumeur à myéloplaxes du maxillaire supérieur. — Résection partielle. — Guérison.

Cénac (Joséphine), âgée de treize ans, sans profession, d'un tempérament lymphatique, entre le 27 août 1869 à l'hôpital Saint-André, salle 5, lit 8.

L'affection a débuté, il y a six mois, à la suite de l'avulsion d'une dent, par un gonflement à peine appréciable de la gencive, qui, tout en demeurant indolente, augmentait chaque jour de volume.

Le jour de son entrée à l'hôpital on constata les faits suivants : le rebord alvéolaire du maxillaire supérieur droit est occupé, de la deuxième incisive à la première molaire, par une tumeur ovoïde, du volume d'une figue, d'une consistance moyenne. Cette tumeur, recouverte par la muqueuse gingivale amincie et transparente, s'étend sous les parties molles de la région génienne un peu plus haut que le sillon génio-alvéolaire, déterminant une saillie de la joue droite et une déviation de la bouche.

La déglutition et la mastication sont faciles; la santé générale est bonne. Les ganglions parotidiens et sous-maxillaires n'offrent rien de particulier. L'ablation de la tumeur est proposée à la mère de la malade, qui l'accepte.

La lèvre supérieure étant relevée par un crochet mousse et un autre crochet tirant sur la commissure droite de la bouche, j'incise la muqueuse dans le sillon génio-alvéolaire, de manière à arriver immédiatement sur la limite supérieure de la tumeur. Celle-ci une fois isolée des parties molles environnantes, j'enlève la portion malade du rebord alvéolaire, ainsi que la paroi antérieure du sinus maxillaire sur laquelle était implantée la tumeur. L'os, en ce point, a en quelque sorte disparu sous la pression du tissu morbide qui a pénétré dans le sinus dont je rugine avec soin les parois.

Pendant l'opération, il s'est écoulé une quantité de sang assez considérable. Cette hémorrhagie s'arrête sous l'influence du tamponnement du sinus avec des bourdonnets de charpie.

Examen microscopique. — La tumeur incisée offre la coloration rouge du muscle; son tissu est résistant, peu friable. Le microscope y fait découvrir des plaques à forme irrégulière, à noyaux multiples, ovalaires, pourvus de nucléoles très brillants. On y trouve encore un très petit nombre de corps fibro-plastiques fusiformes. Ces divers éléments sont contenus dans une stroma de tissu lamineux constituant la masse de la tumeur.

Soir. Pouls à 130. La joue et la lèvre supérieure du côté

droit sont tuméfiées, mais ont conservé leur coloration normale. Pas de douleurs, seulement un peu d'excitation.

3 septembre. Nuit bonne. La malade a dormi quatre heures. L'excitation est moindre ce matin. Aucune douleur ne s'est encore fait sentir.

Soir. Pouls à 120. L'enfant a souffert depuis la visite; elle a eu encore une petite hémorrhagie qui s'est arrêtée spontanément.

4. La joue droite, dans sa portion sous-orbitaire, est le siége d'une rougeur et d'un gonflement érysipélateux. La malade accuse un peu d'inappétence; elle continue à ne point éprouver de douleurs. (Application de sangsues sur les ganglions sous-maxillaires droits. Chiendent avec acétate de potasse, 6 grammes.

Soir. Pouls à 120, dur, plein, vibrant. La tuméfaction a gagné tout le côté droit de la face. Soif vive. La malade a une légère épistaxis.

5. Sous l'influence des sangsues, la rougeur et la tuméfaction ont notablement diminué.

6. La tuméfaction de la joue droite a cessé, mais on remarque un peu de gonflement de la paupière inférieure gauche, qui, du reste, n'a subi aucun changement de coloration. Pouls à 115. L'appétit est revenu.

7. Nuit bonne. La face offre son aspect habituel. L'état général est excellent. Je permets à la malade de se lever.

Elle reste encore quelques jours dans le service, qu'elle quitte le 12 septembre.

Le diagnostic porté avant l'opération et qui l'avait décidée trouva sa confirmation dans l'examen microscopique pratiqué ultérieurement. Je crois opportun de revenir sur les considérations d'après lesquelles il avait été établi, alors que les signes cliniques pouvaient seuls être indiqués.

Les tumeurs du maxillaire supérieur sont nombreuses et de constitutions fort diverses; le sinus, en particulier, prend souvent un développement exagéré, par suite de l'agrandissement de sa cavité qui se remplit de liquide. Mais, dans cette hydropisie du sinus maxillaire, la distension s'opère

4

inégalement, et la tumeur est loin d'offrir une surface unie. La confusion ne peut d'ailleurs avoir lieu qu'avec une tumeur entièrement solide, et dans un cas douteux une ponction exploratrice mettrait fin à toute hésitation.

D'autres fois, ce sont des glandes en grappes disséminées dans la muqueuse du sinus, dont quelques-unes s'hyper-trophient, se dilatent et forment des kystes véritables. L'ampliation de l'antre d'Higmore se fait alors lentement, d'une manière uniforme, se prononçant autant du côté de la voûte palatine que de la région génienne; de plus, le bord alvéolaire est exempt de toute altération. L'âge de notre malade, la forme et l'aspect de la tumeur, la situation sur le rebord du maxillaire, c'est-à-dire en un point inférieur au sinus, ne permettaient pas de s'arrêter à l'idée d'une lésion glandulaire. Il n'était pas possible, pour les mêmes raisons, de croire davantage à l'existence d'une de ces tumeurs fibreuses ou fibro-osseuses du sinus, susceptibles de s'ossi-fier, et atteignant un volume considérable, comme sont les ostéoïdes, les concrétions périostales, etc.

Quant aux néoplasies dont le rebord alvéolaire peut être le siége, la consistance demi-molle, élastique de la tumeur écartait du diagnostic les tumeurs osseuses décrites par Gensoul, et aussi les tumeurs enchondrômateuses ou les kystes du maxillaire, dont on ne retrouvait point l'aspect blanc bleuâtre, ni la sensation spéciale.

Le diagnostic se trouvait limité, par ces exclusions, à l'une des affections suivantes : 1° *tumeur fibro-plastique ;* 2° *tumeur encéphaloïde ;* 3° *tumeur à myéloplaxes.*

De ces néoplasies, celle qui prend naissance le plus ordinairement sur les os maxillaires chez les enfants, c'est le tissu à myéloplaxes.

Son histoire, ébauchée par Ollier, J. Paget, Silbert (de Montpellier), a été, pour la première fois, tracée d'une

manière complète par M. Eugène Nélaton, qui résume ains
dans sa Thèse les caractères distinctifs de ces tumeurs :

« La grande fréquence de ces tumeurs, surtout dans la
» première moitié de la vie, autorise à les diagnostiquer
» d'une manière probable, sinon certaine, toutes les fois
» que, dans la pratique, on se trouve en présence de
» tumeurs indolentes par elles-mêmes, de consistance
» charnue ou pulpeuse, ayant pris naissance à la surface
» ou dans l'épaisseur d'un os, n'offrant aucune tendance à
» l'ulcération, n'ayant point donné, par la ponction, de
» résultats caractéristiques, ne s'accompagnant, du reste,
» d'aucune complication ni d'aucune altération de la santé
» générale; lorsque, surtout, de pareilles tumeurs seront
» développées dans la jeunesse et qu'elles ont pour siége les
» maxillaires ou même les os courts et les épiphyses des
» os longs. »

Ces signes, avec la coloration violacée que l'on a depuis
appris à considérer comme pathognomonique, constituent
la symptomatologie des tumeurs à myéloplaxes. Or, la
production morbide présentée par l'enfant soumis à notre
examen les offrait tous. Aussi, le diagnostic fut-il porté :
tumeur à myéloplaxe, et me préparais-je à agir en
conséquence.

Pour être utile, curative, l'intervention doit, dans des
cas semblables, être sans réserves; enlever la masse morbide en totalité, telle est la règle, sinon la récidive est
imminente. Il fallait donc attaquer le mal, non dans ses
limites, mais à une distance assez grande, en évitant surtout
d'agir avec parcimonie. Cependant, l'extirpation de tout le
maxillaire supérieur, plus brillante et peut-être plus facile,
trouvait dans l'âge et le séxe de la malade une double
contre-indication. On pouvait espérer arriver à un résultat
convenable en conservant la portion de l'arcade dentaire

qui soutenait les incisives et les grosses molaires, en pratiquant une résection partielle de l'os affecté. C'est là,
d'ailleurs, une opération acceptée par tous les chirurgiens
qui, malgré les perfectionnements apportés par Velpeau et
Nélaton au procédé déjà si ingénieux de Gensoul, préfèrent
la résection à l'extirpation totale du maxillaire. Les délabrements sont alors bien moindres et la prothèse a plus de
ressource pour réparer ou, tout au moins, dissimuler le mal.

L'histoire de notre malade serait incomplète, si nous
n'examinions pas les conditions étiologiques qui avaient
présidé, chez elle, au développement de la tumeur, ainsi que
les résultats que l'on était en droit d'attendre de l'opération.

Comme je le disais au début, c'est à la suite de l'avulsion
d'une dent et dans l'alvéole même que le néoplasme a
pris naissance. Faut-il donc voir ici une relation de cause
à effet et expliquer le développement du tissu nouveau
par la congestion chronique due à la carie dentaire?
Les auteurs sont divisés sur ce point; pour la plupart,
entr'autres Giraldès, les causes occasionnelles n'ont qu'une
action limitée et fort douteuse. M. E. Nélaton est d'un avis
tout opposé : « Quelque secondaires, dit-il, que puissent
» paraître, aux yeux de l'homme de l'art, ces causes pure-
» ment physiques (effort, contusion, avulsion, carie), il ne
» serait pas juste de leur dénier toute espèce d'influence.
» S'il est vrai que les causes qui président au développement
» du tissu myéloplasique, comme celui de la plupart des
» autres tissus morbides, consistent essentiellement, sinon
» uniquement, dans un vice interne de nutrition dont la
» cause première nous échappe; ne peut-on pas accepter
» aussi, très raisonnablement, que cette cause interne, tout
» obscure qu'elle est dans sa nature, peut être provoquée,
» ou seulement aidée, dans la manifestation de ses effets,
» par certaines circonstances extérieures accessibles à nos

» moyens d'observation? Nous ne sommes pas éloignés de
» le croire, et tout en accordant à cette influence ordi-
» nairement spontanée que nous appelons *perversion nutri-*
» *tive,* le rôle principal dans la production du mal, nous
» pensons cependant que les irritations durables ou passa-
» gères déterminées dans le tissu osseux, comme celle
» qu'exercent la carie ou la fluxion dentaire sur le rebord
» alvéolaire du maxillaire, y déterminent l'apparition de
» néoplasies. »

Quant à l'avenir de l'opération qu'a subie la jeune malade,
il ne nous semble pas devoir inspirer de crainte. Depuis que
l'histoire des tumeurs à myéloplaxes est définitivement
constituée, on a reconnu unanimement leur bénignité. Il
suffit, pour s'en convaincre, de lire les conclusions formulées
à ce sujet par M. E. Nélaton.

1° Sur cinquante observations régulières, présentées sans
autre choix que celui d'un diagnostic assuré, il n'existe
aucun cas de généralisation bien évidente, aucun cas où la
mort ait pu être attribuée à la nature intime du mal et non
pas à son siége spécial ou à des complications éven-
tuelles;

2° Dans tous les cas où la nature du mal a été parfaitement établie, où l'opération a pu être convenablement
pratiquée, la guérison *radicale* a été obtenue ;

3° Cette guérison a été constatée et confirmée de la
manière la plus formelle chez tous les malades revus après
plusieurs années, c'est-à-dire dans plus de vingt cas;

4° Aucun malade ne s'est présenté pour une nouvelle
opération, toutes les fois que la tumeur a été enlevée dans
sa totalité.

Toutefois, M. Nélaton fait observer un peu plus loin que,
dans certains cas fort rares, on a vu, non seulement la
récidive, mais la *généralisation* avoir lieu. Il explique ce

fait exceptionnel par la présence dans la tumeur d'une grande quantité d'éléments fibro-plastiques qui en faisaient un véritable sarcome.

Or, dans le cas présent, l'examen de la tumeur a fait découvrir la prédominance de l'élément fibreux sur l'élément sarcomateux. Grâce aux précautions prises, qui ont surtout consisté à ruginer avec soin l'intérieur du sinus maxillaire et à dépasser les limites du mal, la guérison entière et durable me paraît assurée.

Un mot, avant de terminer, sur un fait thérapeutique qui, au point de vue de la pratique journalière, a son importance.

Au troisième jour de l'opération, l'enfant fut atteinte d'un commencement d'érysipèle de la face, qui, sous l'influence d'une application de sangsues faite au niveau des ganglions où aboutissent les lymphatiques de la partie malade, disparut dès le lendemain.

C'est un fait qui mérite d'autant plus d'attirer l'attention qu'il est en opposition avec l'opinion des auteurs, et même, il faut le dire, avec les idées de la plupart des chirurgiens, qui semblent avoir oublié les brillants succès obtenus par Blandin à l'aide de cette méthode.

Telles sont les résections que j'ai pratiquées pour lésions chroniques des os.

En résumé :

6 résections totales du coude ont donné 6 guérisons.

Dans 4 cas (les seuls où le malade ait été revu un an environ après sa sortie de l'hôpital), le membre avait repris toute sa liberté d'action.

2 résections du poignet ont donné 2 guérisons.

Les deux malades se servent parfaitement de la main que je leur ai conservée.

1 résection de la diaphyse radiale, 1 guérison avec reproduction de l'os.

2 résections du maxillaire supérieur ont donné 1 guérison définitive et 1 guérison temporaire.

Mais, dans ce dernier cas, c'est à la nature de l'affection pour laquelle la résection avait été pratiquée qu'il faut faire remonter la responsabilité de ce résultat défectueux, et non à l'opération elle-même, dont, je le répète, le malade a été guéri.

A côté des résections pathologiques, je crois devoir placer un fait d'évidement, où un succès complet a été obtenu.

Le voici :

Nécrose du fémur. — Ablation d'un séquestre. — Évidement. — Guérison.

Martial, âgé de vingt-sept ans, menuisier, entre dans mon service, salle n° 10, lit 24, le 22 mai 1870.

Ce malade, d'une constitution faible et appauvrie, d'un tempérament lymphatique, s'est fracturé la cuisse droite, il y a dix-sept ans environ. Cette fracture se consolida normalement, mais en laissant une légère déviation du membre en dehors. Depuis cette époque, aucun accident n'avait eu lieu, et le malade se servait de son membre avec la plus grande facilité, lorsque, il y a six mois, il reçut, en travaillant, un coup violent à la partie interne de la cuisse. Celle-ci devint le siége de douleurs assez vives pour empêcher la marche et la station. En même temps se produisit une tuméfaction considérable s'étendant du genou à la hanche. Pendant deux mois, la tuméfaction se maintint au même degré. La cuisse était, surtout vers la partie moyenne, très douloureuse à la pression. Ces douleurs s'exaspéraient la nuit, au point d'entraîner la privation de sommeil. A cette époque, il se forma, vers la partie interne du membre, c'est-à-dire vers le point où avait porté le choc, un abcès qui s'ouvrit spontanément et fournit une grande quantité de pus phlegmoneux. Une autre ouverture se forma bientôt à la partie externe de la cuisse. Ces ouvertures demeurèrent fistuleuses; le pus ne tarda pas à changer de nature; il devint liquide, prit une

odeur infecte et se mêla d'un peu de sang. A plusieurs reprises, il sortit, par les ouvertures des abcès, des parcelles
osseuses. Cependant, le malade s'affaiblissait chaque jour
davantage. Il était pris d'une toux sèche et quinteuse, qui,
jointe à des sueurs nocturnes, à une inappétence complète,
pouvait faire craindre un début de tuberculisation pulmonaire. Cet état général, bien plutôt que les lésions locales,
dont le malade ne comprenait pas toute la gravité, décida
son entrée dans le service.

État à son entrée. — On constate une déviation de la
cuisse, qui est fortement arquée en dehors et en avant. Il
existe, à la partie interne du membre, une cicatrice dépri-
mée, qui indique le point d'ouverture de l'abcès primitif. Dans
cette cicatrice existe encore un trajet fistuleux. La portion
de peau qui l'entoure est luisante et violacée. A la partie
externe de la cuisse, on rencontre une autre ouverture donnant issue à du pus, et qui paraît communiquer avec les
parties profondes.

La palpation permet de reconnaître un gonflement fusi-
forme de la partie moyenne du fémur. Ce gonflement semble
remonter assez haut.

Un stylet, introduit par le trajet fistuleux de la partie
interne, arrive sur une portion d'os rugueuse, privée de
périoste, dont la percussion donne à l'oreille le son mat,
pathognomonique de la nécrose. Ces désordres paraissent
exister sur une certaine étendue. L'exploration du trajet
fistuleux, siégeant sur la face externe du membre, ne permet
pas d'arriver sur l'os.

L'état général est peu satisfaisant : le malade est très
amaigri ; il a une toux sèche, des sueurs nocturnes ; vers le
soir, un mouvement fébrile ; les fonctions digestives sont
altérées. Toutefois, l'auscultation la plus attentive ne fait
rien découvrir du côté des poumons.

Je me décidai alors à faire l'évidement, tout en conservant
des doutes sur la possibilité de cette opération, par suite
de l'étendue des désordres.

Opération faite le 21 juin. — *Chloroforme.* — Une incision
de dix centimètres fut pratiquée à la partie externe de la
cuisse, suivant l'axe du fémur, et passant sur l'ouverture du

trajet fistuleux. L'os fut mis à nu dans toute la portion malade. Contrairement à ce que les divers examens antérieurs avaient pu faire craindre, la dénudation est assez limitée. La portion nécrosée étant encore adhérente au corps de l'os, j'eus recours, pour l'en séparer, au maillet et à la gouge. Le canal médullaire fut ouvert. Dans sa cavité, je rencontrai un séquestre complètement libre, et la moelle détruite, par la suppuration, dans une assez grande étendue. Le tissu osseux qui environne la portion nécrosée est injecté. Il présente des traces évidentes d'inflammation. Quelques points ramollis offrent les caractères de la carie. Après avoir enlevé neuf points malades, je détachai avec soin, à l'aide d'une spatule, le périoste, *très épaissi*. Je pus alors procéder à l'ablation du séquestre.

Pendant l'opération, l'écoulement du sang fut très abondant. Ayant vainement essayé de l'arrêter par la ligature, j'eus recours au tamponnement. Le fond de la plaie fut bourré avec de la charpie sèche, et le membre placé dans une gouttière.

Même jour, *soir*. — Le malade a vomi une heure après l'opération. Il accuse des douleurs vives. La peau est chaude, les yeux sont brillants; le pouls dur, plein, bat 104 pulsations.

23. La nuit a été bonne. Le malade a pu prendre quelques heures de sommeil. Les douleurs se sont calmées. Pouls à 100. Les pièces à pansement sont colorées par une sérosité sanguinolente. Je n'y touche cependant pas, me contentant de les faire arroser avec un mélange d'eau et d'alcool camphré. Le malade a commencé à manger.

24. Les douleurs, qui ont repris leur intensité primitive, ont empêché le malade de dormir. J'enlevai pour la première fois le pansement. Déjà la suppuration est abondante et de bonne nature; son écoulement est facile; c'est à peine si l'on remarque, au fond de la plaie, une très petite quantité de pus. La plaie offre, du reste, le meilleur aspect; elle est rosée et bourgeonne avec activité. La cuisse est le siége d'une tuméfaction légère.

L'état général s'est un peu amélioré; l'appétit semble revenir. La langue est humide et rouge. Pouls à 90. (Potage, vin vieux.)

Soir. — Le malade est calme.

28 juin. — *Deuxième pansement.* — La suppuration est abondamment établie; elle présente le même caractère louable. Sous l'influence d'un bourgeonnement luxuriant, la plaie osseuse semble se combler insensiblement. La plaie des parties molles se ferme aussi, laissant après elle une cicatrice profonde et adhérente à l'os. Depuis cette époque, les pansements furent renouvelés tous les deux ou trois jours, sans offrir rien de particulier qui mérite d'être noté.

Le 15 septembre, la cicatrisation était complète, les forces revenues. Le malade marche, sans ressentir la plus légère douleur. La cuisse semble même avoir repris une partie de sa rectitude, car la claudication, au dire du malade lui-même, est beaucoup moindre qu'avant l'opération.

Le 25 septembre, il quitte le service, après avoir été soumis pendant dix jours à l'usage de l'hydrothérapie.

Ce résultat si favorable montre quelles profondes modifications ont apportées dans la thérapeutique chirurgicale les tendances conservatrices de la chirurgie contemporaine. Au temps de Roux et de Lisfranc, alors que régnait sans partage la chirurgie du couteau, l'opportunité de l'amputation, dans le cas particulier qui nous occupe, n'eût pas même été mise en discussion. Il s'agissait d'une lésion très étendue du fémur. Aussi, malgré ma résolution ferme de tout tenter pour éviter le sacrifice du membre, j'avais fait entrevoir au malade la possibilité de ce sacrifice. Tout avait été même préparé en vue d'une amputation. Celle-ci semblait, du reste, trouver une indication formelle.

M. Legouest, examinant les cas où l'amputation devient la ressource suprême, range en première ligne la carie et la nécrose des os, « lorsque, dit-il, ces affections sont très étendues et ne peuvent être traitées par la résection. » Cette double condition se rencontrait chez notre malade. L'examen le plus attentif avait permis de reconnaître une nécrose paraissant intéresser toute l'épaisseur de la diaphyse;

d'autre part, la résection de cette dernière, pour de semblables lésions, est rejetée par les auteurs. Elle n'a été pratiquée qu'une fois par Fleischmann, en 1831, sur une jeune fille dont le fémur était carié. La guérison fut parfaite avec raccourcissement modéré. Ce résultat, si en désaccord avec les idées de Moreau, de Jœger, de Blasinus, qui proscrivent l'opération, n'a rien qui doive étonner quand on examine ceux obtenus dans les cas de fracture compliquée, de cal vicieux, de pseudarthrose. Heyfelder, qui en a réuni 39 observations, compte, sur ce nombre, 9 décès; 27 fois il y eut un succès complet, 2 fois un succès partiel, 1 fois il fallut amputer. Les cas de mort sont donc, aux succès, dans la proportion de 1 sur 3. Maintenant, si nous consultons les statistiques de Legouest relatives à l'amputation de la cuisse, nous trouvons que cette opération donne 32 0/0 de guérison, c'est-à-dire que les cas de mort sont, à ceux de guérison, dans les proportions de 2 sur 3. On peut donc regretter que la résection de la diaphyse fémorale ne soit pas admise dans la pratique, quand non seulement elle conserve un membre le plus souvent utile, mais qu'elle diminue d'un tiers les cas de mortalité.

Ces regrets ont, il est vrai, perdu aujourd'hui un peu de leur opportunité. Depuis 1860, un nouveau procédé opératoire a été présenté par M. Sédillot, qui en a fait l'objet de nombreux Mémoires : je veux parler de l'*évidement sous-périosté des os.*

« L'évidement, dit M. Sédillot, est une opération par
» laquelle on creuse et on excave un os pour en séparer les
» parties malades, et ne laisser que les couches saines
» périphériques, corticales et sous-périostiques médiates. »
Ainsi entendue, cette méthode ne saurait être considérée comme nouvelle, car, à la fin du xviiie siècle, elle était appliquée régulièrement. David, à cette époque, attaquait

hardiment les nécroses en creusant des tranchées dans les diaphyses osseuses, pour en extraire les séquestres; cette opération entra alors dans la chirurgie; mais ce n'est que dans notre siècle que l'on institua, pour la carie, des opérations analogues. On creusa les extrémités osseuses, après les avoir réséquées, comme le fit Moreau; on creusa la diaphyse ou l'extrémité des os, afin d'enlever les parties malades sans attendre leur séparation spontanée, et l'on conserva les parties restées saines. De telles opérations furent faites par plusieurs chirurgiens. Velpeau, Malgaigne les décrivirent dans leurs ouvrages de médecine opératoire; mais ce n'étaient là que des faits isolés. A M. Sédillot revient l'honneur d'avoir érigé l'évidement en méthode véritable. D'ailleurs, en proposant l'évidement des os, le chirurgien de Strasbourg n'avait pas seulement en vue l'ablation du tissu osseux malade, il recherchait en même temps, se basant sur les données physiologiques, la régénération d'un os nouveau et sain à la place de celui qu'il enlevait avec la gouge. L'évidement n'est plus seulement une opération conservatrice, comme il l'était pour David et Moreau, c'est une opération à la fois réparatrice et régénératrice. En effet, le périoste, principal agent de la formation des os, restant intact, conserve sa vascularité, ses adhérences, et offre les conditions les plus favorables pour fournir rapidement de nouvelles ossifications régulières. Les surfaces évidées concourent également à la régénération par les couches osseuses dont elles deviennent le siége. Enfin, la forme des parties n'est pas altérée. De plus, les cellules ostéogéniques se multiplient, se déposent dans un véritable moule, qui conserve les dimensions et les formes du premier os. Ce ne sont pas là les seuls avantages que Sédillot attribue à sa méthode. « Les plaies des parties molles, dit-il, » sont simples; les insertions musculaires et tégumenteuses

» restent intactes ; les hémorrhagies ne sont plus à craindre ;
» les liquides trouvent un écoulement facile, et les étran-
» glements, la putridité, les érysipèles, les angiolencites,
» les phlébites, les inflammations diffuses, l'infection puru-
» lente sont évitées. »

Sans admettre absolument, comme M. Sédillot, cette innocuité absolue de l'évidement, nous devons cependant reconnaître qu'entre les mains de plusieurs chirurgiens, en
particulier de MM. Bæckel, Rigaud, Hergott, de Strasbourg,
Desgranges, de Lyon, Chassagnac, Ollier, il a donné des
succès incontestables. Des chirurgiens étrangers, parmi lesquels figure Fergusson, de Londres, l'ont mis heureusement
en usage. J'ai pratiqué moi-même l'évidement dans cinq
cas, cinq fois il a été suivi d'une complète guérison. Notons
que, sur ces cinq cas, il s'agissait deux fois d'une lésion
profonde du tibia, une fois d'une carie du maxillaire inférieur, une fois, enfin, d'une nécrose de la diaphyse fémorale.

Sédillot, dans son traité, a recueilli seize cas d'évidement
pratiqués sur différents points du squelette. Il compte douze
succès complets. Deux fois la mort fut le fait d'une affection
intercurrente. Dans un cas on fut obligé de recourir à l'amputation. Le seul cas de mort que l'on pût mettre sur le
compte de l'opération s'est présenté chez un malade ayant
subi un évidement du fémur. On comprend, en effet, que
sur un os aussi volumineux, l'ostéomyélite sera plus à craindre. Toutefois, M. Sédillot obtint, dans des conditions analogues, deux guérisons. J'ai obtenu un résultat avantageux
dans deux cas de ce genre. La mortalité serait donc de
25 0/0. Le chiffre, qui donne cette proportion, est, à la
vérité, un peu faible pour avoir une valeur absolue ; il
était, toutefois, trop favorable pour ne pas légitimer au
moins un essai d'évidement. Le cas précédent permet de
compter un nouveau succès en faveur de cette opération.

IIᵉ PARTIE.

RÉSECTIONS TRAUMATIQUES.

Parmi mes observations de résection, cinq sont relatives à des malades atteints de traumatismes graves.

Chez l'un d'eux, je réséquai de l'extrémité inférieure du cubitus; la guérison fut rapide.

Trois résections du tibia, faites pour fractures de cet os se compliquant d'issue du fragment supérieur, me donnaient trois succès.

Je ne fus pas moins heureux dans une résection de l'épaule, que je pratiquai chez un blessé de Forbach.

Ces opérations, au point de vue du moment où elles ont été faites, peuvent être réparties de la manière suivante :

        3 résections immédiates.............. 3 succès.
        3   —   secondaires............... 3 —

Il n'est pas sans intérêt de remarquer que, malgré l'existence d'une fracture du péroné, malgré l'étendue de la portion enlevée (7 centimètres dans un cas), la résection du tibia n'a jamais empêché la consolidation d'avoir lieu.

Fracture compliquée du radius. — Luxation radio-cubitale inférieure, avec issue de l'apophyse styloïde. — Résection. — Irrigation continue. — Guérison.

Rinci (Dominique), âgé de quarante-cinq ans, exerçant la profession de blanchisseur, entre le 14 mars 1869 à l'hôpital Saint-André, où il est placé dans mon service, salle 10, lit nº 25.

Le malade raconte qu'ayant voulu placer une pierre sous

la roue de sa charrette, il s'est trouvé, par suite du mouvement de l'un des chevaux, jeté contre un mur voisin. Dans ce mouvement, son avant-bras gauche fut pris entre le mur et le timon, et violemment contus.

A l'entrée, on constate une plaie transversale des téguments de la face antérieure de l'avant-bras : cette plaie est située à deux travers de doigt au-dessus du talon de la main et s'étend du bord interne du radius à la partie interne du poignet. Elle donne issue, en dehors, à une pointe osseuse que l'on reconnaît appartenir au fragment supérieur du radius, rompu un peu au-dessus de sa surface articulaire. En dedans : l'apophyse styloïde du cubitus a abandonné ses rapports ordinaires avec les os du carpe et fait également saillie à l'extérieur.

Les artères et les nerfs de la région sont intacts; seul, le médian, qui a été entraîné par le fragment supérieur du radius, paraît avoir un peu souffert. Les parties molles qui avoisinent la plaie offrent les traces d'une contusion violente. La résection de l'apophyse styloïde est immédiatement pratiquée, ainsi que celle de la portion saillante du radius; le nerf médian est écarté de l'os réséqué, les fragments sont remis en place et maintenus à l'aide de l'appareil ordinaire des fractures d'avant-bras. Le membre blessé fut ensuite soumis à l'*irrigation continue,* sur la demande de mon confrère et ami le docteur Dudon, chef interne de l'hôpital.

15 mars. Le malade ne souffre pas. Pouls à 70. Je ne touche point à l'appareil.

16. Rien de nouveau dans l'état du malade dont j'inspecte le pansement. L'irrigation est continuée. Pouls à 80. Appétit bon.

18. L'état du malade est toujours satisfaisant. Seulement, il accuse dans la main gauche une grande sensation de froid et dit avoir éprouvé, dans l'avant-bras, quelques douleurs obtuses.

20, c'est-à-dire cinq jours après l'accident. L'irrigation est suspendue. L'appareil défait, je constate que l'avant-bras est tuméfié; que les bords de la plaie, renversés en dehors, ont pris une coloration grisâtre; que la suppuration, quoique peu abondante, s'est établie; que le pus est séreux.

(Pansement avec un mélange en parties égales d'eau-de-vie camphrée et de glycérine.) Le membre blessé est ensuite entouré d'un appareil en carton mouillé et placé dans une gouttière métallique articulée.

24. *Pansement.* Un examen, plus approfondi qu'aucun de ceux qui avaient été pratiqués jusqu'alors, permet de reconnaître que la sensibilité de la main gauche est émoussée dans toute la portion innervée par le nerf médian. L'avant-bras a, du reste, repris son aspect normal, et le malade n'éprouve aucune douleur. La suppuration est peu abondante, et ne peut se faire qu'en très petite quantité. Le pouls est normal. L'état général se maintient bon.

4 avril. *Pansement.* — La plaie donne issue à des lambeaux de tissu cellulaire sphacélé que l'on enlève avec les ciseaux.

6. En défaisant l'appareil pour procéder au pansement dont le sphacèle du tissu cellulaire a fait avancer l'époque, je m'aperçois qu'il s'est formé à la partie inférieure de l'avant-bras un petit abcès qui est immédiatement ouvert. Pas d'accident du côté de la main ni du bras.

10. *Pansement.* — Suppuration plus abondante et bien liée.

14. Le pansement est renouvelé. Rien de nouveau dans l'état général ni dans l'état local.

23. L'état général est très bon. La plaie suppure, et le pus qui s'écoule est de bonne nature. Jusqu'à ce jour, les pansements n'ont pu se faire sans déplacer plus ou moins les fragments; mais, à partir de ce moment, afin de ne pas entraver la consolidation commençante, on établit, avec des compresses imbriquées que l'on dispose au fond de la gouttière, un appareil qui permet de visiter le membre sans le toucher. Le pansement s'effectue dès lors, chaque jour, avec la plus grande facilité. La suppuration diminue peu à peu et les extrémités osseuses se soudent.

Enfin, le 4 mai, le membre, enlevé de la gouttière, est entouré d'un bandage roulé; le malade peut alors se lever.

La cicatrisation de la plaie ne tarde pas à être complète. Rinci sort de l'hôpital le 12 juin, après avoir pris quelques douches destinées à faciliter les mouvements des doigts que la lésion du médian, et peut-être aussi une longue inaction, ont rendus inhabiles à remplir leurs fonctions. Les mouve-

ments de pronation et de supination sont devenus impossibles;
le membre demeure dans une position intermédiaire.

Cette observation nous offre un exemple d'un traumatisme assez rare : *fracture du radius, compliquée de luxation radio-cubitale, avec issue de l'apophyse styloïde.*
Malgaigne, dans son *Traité des luxations,* n'a pu en réunir
que douze cas, s'accompagnant tous, comme dans ce cas
particulier, d'une fracture du radius.

On ne comprendrait pas, en effet, une luxation aussi
complète de l'extrémité inférieure du cubitus sans rupture
de l'extrémité correspondante de l'autre os. Cette luxation,
ainsi que l'ont constaté les auteurs, ne peut se produire que
par une extension exagérée de la main, à l'aide de laquelle
l'os s'échappe à travers les parties molles, soit en avant, soit
en dehors. Mais ce mouvement même provoque une tension
du ligament radio-carpien, le plus fort et le plus important
de ceux qui servent à cette articulation.

Il se produit alors une fracture du radius par le mécanisme qu'a signalé O. Lecomte, c'est-à-dire par un véritable
arrachement. Chez notre malade, il y a probablement eu
aussi une sorte d'action directe; la violence extérieure ayant
pris le poignet entre elle et le mur, a porté sur le radius
en même temps qu'elle mettait la main sous l'extension
forcée.

En présence d'un semblable traumatisme, que devait faire
le chirurgien?

Évidemment, le sacrifice du membre ne pouvait être mis
en question; il ne s'agissait point ici d'une plaie de l'articulation du poignet : l'anatomie a démontré l'indépendance
de l'articulation radius cubitale inférieure, dont les lésions
n'offrent qu'une gravité modérée. La luxation se compliquait
bien d'une fracture communiquant avec l'air extérieur, et
probablement de la lésion du tronc nerveux principal; mais

ce ne sont plus aujourd'hui des raisons suffisantes pour se résoudre au sacrifice du membre. La lésion du médian pouvait n'être que légère, et les pansements par occlusion ont donné dans le traitement des fractures graves trop de succès, pour que, malgré le concours de telles complications, la conservation ne devînt pas la règle.

Mais tout en conservant, fallait-il tenter la réduction pure et simple ou bien réséquer la portion osseuse en saillie?

Fallait-il encore abandonner celle-ci et attendre de la nature la séparation spontanée?

Il ne pouvait venir à l'esprit de pousser l'expectation à ce point, mais il était plus difficile de se décider entre la réduction simple et la résection.

Les choses en sont encore un peu comme au temps où Denys et Fournier trouvaient les raisons, en faveur de l'une et de l'autre de ces deux opérations, tellement égales, qu'ils n'osaient se prononcer. J.-Louis Petit partage cette indécision.

Astley Cooper conseille, au contraire, la résection dans tous les cas. « La réduction, dit de son côté Malgaigne, doit être tentée avant tout, à moins d'inflammation et de spasmes, et la plaie externe affrontée. » Toutefois, chez notre malade, la coexistence d'une fracture du radius privait le cubitus de l'appui de son tuteur naturel; l'étendue de la lésion des parties molles ne permettait guère de tenter la réduction d'emblée, tant à cause de sa difficulté que parce que la main n'eût pu être maintenue d'une façon convenable. La résection s'imposait au chirurgien. Les résultats qu'elle a donnés sont assez avantageux pour qu'elle fût acceptée sans répugnance. Si nous consultons, en effet, les statistiques d'Heyfelder, nous trouvons que sur les cas de résection de l'extrémité inférieure du cubitus, 11 succès ont été obtenus; 7 fois l'opération fut faite pour cause de traumatisme; elle donna, dans ces conditions, 6 succès. « Les malades, dit Heyfelder, conservèrent une main propre à tous les usages. »

La résection fut donc pratiquée; on réduisit la fracture, et le membre fut placé dans une gouttière. Restait à prévenir les accidents inflammatoires, qui devaient nécessairement accompagner une lésion aussi étendue et de cette nature. Répondant au désir de mon confrère et ami le docteur Dudon, chef interne de l'hôpital, je consentis à soumettre le malade à l'irrigation continue, qui fut faite pendant cinq jours.

Aucun accident n'est survenu; mais, à mon sens, il faut attribuer cette absence de complications, moins à l'emploi de l'irrigation continue qu'au siége même de la lésion. A l'avant-bras, les fractures avec plaie n'offrent qu'une gravité très restreinte. Les statistiques de Chenu établissent que, en Crimée, la mortalité des fractures graves de l'avant-bras, traitées par la conservation, a été en moyenne de 18,86 0/0; il s'agissait de fractures par pro- jectiles de guerre, toujours plus dangereuses. En outre, l'époque de l'année, en ne permettant pas que l'eau, employée à la température du milieu ambiant, *fût vraiment froide,* a dû diminuer le danger de l'irrigation; enfin, hâtons-nous d'ajouter qu'elle n'a été faite que pendant *cinq jours,* du 15 au 20 mars.

N'oublions pas surtout que, à la suite de l'irrigation, la plaie avait pris un aspect grisâtre; que la suppuration était séreuse; enfin, qu'il s'était formé un abcès circonvoisin. Or, Sédillot a depuis longtemps insisté sur l'influence des irrigations au point de vue de la cicatrisation, de la nature du pus, et l'expérience clinique a démontré combien étaient fréquentes les collections purulentes dans le cas de trauma- tismes traités par la réfrigération. Du reste, Breschet, qui en fut un des plus zélés partisans, vit, sur 9 cas de fractures compliquées, la mort survenir deux fois, et dans 7 autres cas, des abcès multiples se former. Notons que ce sont les résultats cités en faveur de l'irrigation.

Fracture de jambe avec plaie. — Résection d'une pointe osseuse en saillie. — Guérison.

Guillaume Allegrie, charretier, âgé de quarante-deux ans, entre, le 22 février 1870, à l'hôpital Saint-André, où il est placé dans mon service, salle 10. Ce malade raconte qu'il vient d'être renversé par sa charrette, dont la roue a passé obliquement sur ses deux jambes. L'interne de garde appelé constate les désordres suivants : les os de la jambe gauche sont fracturés à leur tiers inférieur; le fragment inférieur du tibia a fait issue au dehors, en déchirant la peau sur une étendue de 10 centimètres. La pointe osseuse en saillie mesure 7 centimètres. Les parties molles sont le siége d'une contusion violente; l'épanchement sanguin est assez considé-rable. Du côté de la jambe droite, il existe une fracture du tibia, séparant la molléole du reste de l'os; cette fracture est simple. On essaie la réduction qui n'est obtenue, du côté gauche, qu'avec une extrême difficulté, à cause de la saillie prononcée du tibia. La plaie qui donnait issue à cet os est pansée, par occlusion, *à l'aide de mousseline collo-dionnée.* La contention est assurée par un appareil de Scultet. L'absence de douleurs et de tout phénomène inflammatoire permet d'arriver au 4 mars sans toucher au pansement.

5 mars. La suppuration s'est écoulée en abondance au-dessous de la cuirasse collodionnée dont elle a décollé les bords dans une certaine étendue. J'achève de la déta-cher, et, la plaie mise à nu, il m'est possible de cons-tater que le fragment inférieur du tibia s'est de nouveau déplacé, et qu'il serait difficile de le maintenir en contact avec le supérieur. Aussi, me décidai-je à pratiquer la résection de la portion saillante dans une étendue de 7 *centimètres.* (Même pansement que précédemment.) A par-tir de cette époque, l'abondance de la suppuration est telle qu'elle m'oblige de visiter le pansement tous les deux jours;

je me contente toutefois de vider le foyer par la pression, de manière à faire couler le pus par les bords soulevés de la cuirasse collodionnée. Mon but; en agissant ainsi, était de soustraire la plaie au contact de l'air.

10. *Pansement.* — La plaie bourgeonne activement; suppuration assez abondante, de bonne nature. L'état général laisse cependant un peu à désirer, le malade a eu quelques frissons; dans la nuit, il a été pris de délire; enfin, le décubitus prolongé a déterminé au sacrum une petite eschare. (Potion au sulfate de quinine, 75 centigrammes.)

12. L'état local est toujours très satisfaisant, la suppuration, quoique abondante, conserve les mêmes caractères. La santé générale ne s'améliore pas; la fièvre persiste, en affectant un caractère rémittent; le malade s'affaiblit; il n'a point encore de diarrhée.

17. Le malade a eu de vraies douleurs au niveau de la plaie qui est rosée et bourgeonnante; le pus sécrété, en grande quantité, s'écoule aisément au dehors; mais je constate que la pression exercée au-dessus de la plaie augmente l'écoulement purulent et qu'il existe, en ce point, un foyer secondaire où stagnent les produits inflammatoires. Je pratique une contre-ouverture; la fièvre augmente et le malade est pris d'un délire violent.

17. La fièvre s'est un peu calmée; le délire a cessé.

Pansement. — Le fragment inférieur du tibia présente une teinte rougeâtre, indice d'une ostéite au début; suppuration louable, le pus ne stagne plus. L'état du malade offre, dès lors, une notable amélioration; la fièvre tombe et les accidents nerveux disparaissent, pour ne plus revenir. L'appétit se rétablit, la nutrition s'opère d'une manière convenable. La portion d'os frappée d'ostéite s'efface peu à peu. Cette exfoliation est suivie d'un travail favorable qui ne tarde pas à recouvrir l'os d'une couche de bourgeons charnus. Enfin, la suppuration se tarit, et, le 28 avril, le malade se lève pour la première fois. La plaie n'offre plus, à ce moment, qu'un centimètre et demi d'étendue. L'os est absolument recouvert par le travail réparateur. Quant à la fracture de la jambe droite, elle est régulièrement consolidée.

A la sortie, qui a lieu le 25 mai, la cicatrisation de la

plaie de la jambe gauche est achevée; le cal, très appréciable, forme une tumeur ovoïde mesurant 8 centimètres dans
sa longueur. Le malade marche facilement, malgré une
légère claudication; le raccourcissement du membre est de
3 centimètres et sera aisément combattu par l'usage d'une
chaussure appropriée.

Cette observation nous présente un cas de guérison de
fracture compliquée, où se trouvaient réunies toutes les
conditions qui donnent à ces traumatismes une gravité
particulière. Il s'agissait d'une fracture des deux os de
la jambe s'accompagnant d'issue des fragments et d'une
solution de continuité des parties molles, déterminée tant
par la cause vulnérante elle-même, que par la saillie des
pointes osseuses. Le malade était d'une constitution faible,
appauvrie par des privations de toutes sortes et aussi par
l'abus des alcooliques. Ainsi, la facilité avec laquelle la
région sacrée s'est sphacélée, sous l'influence du décubitus,
l'apparition de phénomènes nerveux à une époque où,
d'ordinaire, ils ne sont plus à craindre, montrèrent combien l'état général était sérieusement compromis. Malgré ce
concours de circonstances fâcheuses, le malade a guéri sans
avoir offert aucun des accidents qui accompagnent habi-
tuellement les lésions de cette nature.

La gravité de semblables traumatismes est établie par
tous les auteurs. Ainsi, Boyer pose en principe que dans les
fractures compliquées on voit survenir un engorgement
inflammatoire, de la fièvre, des douleurs vives, quelquefois
des convulsions et du délire.

Pour Sanson, la communication de la plaie extérieure
avec le foyer de la fracture, l'introduction de l'air dans ce
foyer, déterminent constamment une inflammation violente.
Les conséquences de cette inflammation sont les mêmes que
celles d'une contusion assez forte pour être suivie d'es-

chares, dont la chute laisse à découvert les extrémités des fragments osseux, « c'est-à-dire, ajoute-t-il, qu'elle est presque constamment mortelle. » Nélaton, sans être aussi absolu, insiste cependant sur le pronostic des fractures avec plaies : « Il est, dit-il, malheureusement trop commun de voir alors une vaste inflammation diffuse s'étendre à la totalité du membre, produire des abcès profonds, des clapiers où séjourne le pus, amener la dénudation des os, la nécrose de leurs extrémités, occasionner une suppuration dans les articulations les plus rapprochées du foyer du mal, épuiser graduellement les forces du blessé et le conduire au tombeau, après l'avoir vu passer par tous les degrés du marasme. » Les auteurs du *Compendium de chirurgie*, Malgaigne, établissent la fréquence de ces accidents. En présence de telles assertions, appuyées sur de telles autorités, la bénignité relative des phénomènes observés chez notre malade a lieu de surprendre, et il nous paraît intéressant de rechercher la cause d'un résultat aussi différent de ceux annoncés par les auteurs.

C'est au traitement que leurs insuccès me semblent devoir être imputés. Tout en reconnaissant que les fractures compliquées doivent leur gravité à l'introduction de l'air extérieur dans le foyer, ils font tout pour rendre cette introduction plus facile. Boyer veut qu'on s'en tienne au pansement à plat, qu'il *recommande de renouveler deux ou trois fois par jour*. Richerand, Nélaton, suivent cette méthode; le dernier prescrit formellement la réunion immédiate. Seul, avant 1844, Sanson, interprétant mieux les faits, tenta le pansement par occlusion des plaies communiquant avec le foyer d'une fracture : « Il faut, écrit-il, rapprocher exactement les lèvres de la plaie, à l'aide de bandelettes agglutinatives nombreuses, ou, mieux encore, la recouvrir d'un épais emplâtre de diachylon gommé, tout-à-fait imperméable, qui remplace la peau dans le point où sa continuité est détruite.... A moins que l'on n'y soit forcé par des douleurs vives, ou l'invasion de l'inflammation que l'on n'aurait pu empêcher, il faut se garder de déranger cet emplâtre qui doit rester en place jusqu'à la fin du traitement ou jusqu'à ce qu'il se détache de lui-même.» On le voit, l'idée du pansement par occlusion appliqué au traitement des fractures compliquées n'est pas nouvelle, et M. Chassagnac, auquel on l'attribue, n'a fait, à vrai dire, qu'en étendre l'application. Sanson, en effet, la restreignait à quelques cas assez simples et, employant en même temps les irrigations froides, compromettait par ce moyen les résultats qu'aurait pu lui donner sa méthode de pansement.

Ainsi, à l'exception de Sanson, et malgré les leçons de l'expérience clinique, les auteurs, égarés par des idées préconçues, favorisaient le développement des accidents mêmes qu'ils voulaient éviter.

Ce long aveuglement s'explique par la vogue incroyable d'un moyen qui, regardé pendant longtemps comme très efficace, a quelque peu perdu de son autorité; je veux parler de l'*irrigation continue*.

Introduit dans la pratique des armées par Percy et Lombard, peu après que les travaux de Bilguer, de Boucher et de Lecomte eurent fondé la chirurgie conservatrice, l'usage de l'eau froide ne fut cependant érigé en méthode que par A. Bérard. «L'irrigation d'eau froide, dit A. Bérard, est un moyen héroïque et infaillible pour prévenir et combattre l'inflammation dans les cas de lésions traumatiques les plus graves; ainsi les plaies par écrasement et celles par armes à feu, etc.» Bérard substitua l'irrigation à l'usage des compresses mouillées, à cause des inconvénients du pansement et des difficultés qu'offrait, d'après lui, leur emploi rigoureux. Déjà, d'ailleurs, Josse, d'Amiens, et Rognetta avaient eu recours à ce mode de traitement : « Nous pouvons affirmer, écrit Josse, dans ses *Mélanges de chirurgie pratique,* que, quelle que soit l'étendue de la lésion, quel que soit le mode d'action des causes vulnérantes, toutes les fois que la vie ne sera pas actuellement éteinte dans les organes affectés, les affusions froides, employées aussitôt après l'accident, préviendront à coup sûr toute réaction, soit locale, soit sympathique. » Par contre, Jobert repousse formellement l'emploi des réfrigérants dans le traitement des fractures graves, et Bégin, dans un discours académique, prononcé en 1848, avançait que *cette méthode était un voile jeté sur le danger bien plutôt qu'un moyen de le prévenir ou de le combattre.* Quoi qu'il en soit, A. Bérard eut de nombreux imitateurs. Sanson, Velpeau, Blandin firent de l'irrigation continue, mais c'est surtout Breschet qui en a vanté l'efficacité dans le traitement des fractures compliquées. Quelques-uns des résultats obtenus par lui ont été rapportés par son interne, M. Nivet, dans un mémoire que publia la *Gazette médicale* de 1838.

L'analyse de ce travail nous montrera si l'utilité de l'irrigation est aussi incontestable qu'on l'a prétendu depuis.

Nivet rapporte 9 cas de fractures compliquées, dont 8 de jambe et 1 de bras, toutes traitées par l'application des réfrigérants. Sur les 8 fractures de jambe, *il y eut deux morts,* dont une par infection purulente; il est vrai que Nivet les explique, l'une par la suppression de l'irrigation au début, l'autre par l'étendue des désordres qui ne pouvaient laisser d'espoir. Sur les 6 cas de guérison, on a constaté cinq fois *des abcès multiples* ayant nécessité de nombreuses contre-ouvertures, trois fois le *sphacèle des parties molles,* une fois la *suppuration fut mal liée et séreuse.*

Dans le seul cas où la guérison fut prompte (deux mois)

et sans accidents, il s'agissait d'une fracture, par cause indirecte, des deux os de la jambe, compliquée d'une petite plaie qui, dit Nivet, « *paraissait avoir été produite par le tibia.* » Le fait de la pénétration n'est donc point suffisamment établi. La fracture du bras donna lieu à un *sphacèle étendu* et à une inflammation phlegmoneuse de tout le membre.

Ainsi, en mettant de côté les deux cas de mort, nous trouvons que sur sept cas authentiques de fractures, l'emploi de l'irrigation a été *sept fois suivi des accidents* qu'il était destiné à prévenir. N'y a-t-il pas lieu d'être profondément surpris de voir l'auteur conclure en ces termes : « Nous » croyons inutile de faire l'éloge des irrigations ; les faits » que renferme ce mémoire parlent plus haut que ce qu'on » pourrait dire. » Ils parlent, en effet, mais tout observateur désintéressé avouera que ce n'est point dans un sens favorable.

Examinons maintenant ce que peuvent les irrigations d'eau froide contre les complications ordinaires des fractures avec plaie. Ces complications sont, comme pour toute plaie étendue, mais avec plus d'intensité, les *douleurs*, la *fièvre traumatique*, les *abcès circonvoisins*, la *gangrène*, le *délire*, le *tétanos* et surtout l'*infection purulente*.

Pour ce qui regarde la douleur, les partisans de l'irrigation continue soutiennent qu'elle est de beaucoup diminuée, et ils expliquent cette diminution par la moindre acuité des phénomènes inflammatoires. Cela est vrai pour les douleurs consécutives à l'inflammation, mais inexact pour les douleurs en général, car celles qui se montrent immédiatement après l'accident sont loin d'être toujours calmées par l'emploi de l'eau froide. Sanson, grand partisan de cette méthode, dit même que, chez plusieurs blessés, il a été obligé de suspendre les irrigations à cause des douleurs qu'elles occasionnaient. Le même fait a été observé par Bonnet, par Dupuy et par moi.

L'efficacité de l'irrigation continue comme moyen préventif des phénomènes inflammatoires locaux n'est pas mieux démontrée. Nous avons vu que, dans les observations rapportées par Nivet, ces accidents n'avaient manqué qu'une fois; or, pour Nivet, ce n'est point là une série malheureuse, ainsi qu'on l'a vu précédemment. La vérité est que, dans les plaies contuses où l'inflammation est inévitable, le froid, quoiqu'on l'ait vanté surtout dans ces cas, a des inconvénients plutôt que des avantages. Il retarde l'inflammation sans la modérer; Jobert, Velpeau soutiennent même qu'une fois produite elle revient plus forte. « Les plaies traitées par le froid, dit Sédillot, restent stationnaires, offrent une sorte d'induration œdémateuse, et on ne fait que suspendre les accidents et allonger considérablement la cure. » D'autre part, ainsi que le fait remarquer Richet, dans sa thèse d'agrégation, cette *saignée de calorique* est pratiquée sur des tissus souvent frappés d'une stupeur locale qui, à elle seule, suffirait pour amener la mortification, alors que la perte du sang, la rupture des vaisseaux doivent diminuer la résistance vitale.

Quoi d'étonnant, alors, que l'emploi d'un moyen dont le but évident est d'amoindrir cette résistance, soit si fréquemment suivi de gangrène?

L'irrigation continue, en prolongeant la période suppurative dans les fractures compliquées, augmente par conséquent les chances déjà assez grandes d'infection purulente; tous les chirurgiens savent que telle est la cause la plus ordinaire de la mort à la suite des irrigations froides.

Quant au tétanos, Sanson, Bonnet, Dupuy, l'ont vu plusieurs fois se déclarer quelques heures après la mise en usage de l'eau froide.

En résumé, loin de mettre à l'abri des accidents ordinaires des fractures compliquées, l'irrigation continue ne fait que faciliter leur développement. La vogue dont elle a joui un moment est donc imméritée, et, dans le cas qui nous occupe, son exclusion était plus que légitime; du reste, en agissant ainsi, je n'ai fait que suivre une ligne de conduite dont une observation longue et attentive m'a montré toute la valeur. Je professe depuis longtemps que l'*irrigation continue froide est une erreur;* aussi, l'ai-je absolument bannie de ma pratique. Cette manière de voir rencontrera, je le sais, bien des opposants qui, ne sachant pas se dégager de l'influence des noms propres, célèbrent les avantages précieux d'une méthode qui a été le plus souvent pour eux la cause de tant de mécomptes et de tant de revers. Je n'insisterai pas davantage sur ce point qui sera traité, avec tous les développements nécessaires et tous les documents à l'appui, dans une thèse sur *les fractures compliquées,* à laquelle mon interne et ami, M. Poinsot, met actuellement la dernière main.

L'expérience clinique a depuis longtemps démontré la supériorité des *pansements par occlusion* dans les fractures avec plaies.

Au commencement de ce siècle, Larrey obtint des résultats, jusque-là inespérés, par l'emploi d'appareils inamovibles enveloppant le membre et mettant à couvert la solution de continuité des parties molles. Mais l'étranglement du membre, la rétention du pus, le peu de résistance de l'appareil qui, imbibé par les produits inflammatoires, perdait sa solidité, constituaient autant d'objections sérieuses; quelques insuccès ne tardèrent pas à faire abandonner cette méthode. C'est à M. Chassagnac qu'il était réservé de la mettre en honneur. Comprenant les dangers de l'occlusion telle que la pratiquait Larrey, Chassagnac a réussi à les éviter, en faisant ce que Trastour appelle de l'occlusion avec soupape de sûreté, c'est-à-dire en laissant au pus une issue facile, tout en mettant la plaie à l'abri de l'air extérieur. Il remplit cette double condition en recouvrant la plaie d'une cuirasse formée de bandelettes de diachylon qu'il arriva à pouvoir placer obliquement, de manière à ne pas exercer une constriction circulaire. Le pansement est ensuite fait simplement à plat. Il doit rester en place huit ou dix jours; si le malade souffre, si la suppuration souille l'appareil, on renouvelle les pièces extérieures, jusqu'au linge troué inclusivement; on explore attentivement les environs de la plaie et la plaie elle-même à travers la cuirasse; y a-t-il quelque chose à craindre, on enlève celle-ci et l'on se borne à en laver la surface avec un mélange d'eau-de-vie camphrée. Par ces précautions minutieuses, Chassagnac remédie aux inconvénients de l'occlusion en lui laissant tous ses avantages qui, à l'inverse de ceux de l'irrigation, sont rigoureusement établis sur des faits incontestables. Dans un premier mémoire, publié en 1849, par la *Gazette des hôpitaux*, ce chirurgien rapporte quatre cas de fractures compliquées, une de jambe et trois de bras, guéries sans aucun des accidents que nous avons vus suivre l'emploi des irrigations froides.

Trastour, dans un autre mémoire, où il développe les idées que Chassagnac n'avait fait qu'indiquer, rapporte *huit* observations de fractures graves, de jambe dont *six* ont guéri, sans la moindre complication.

Dans l'un des deux autres cas, l'amputation, qui, dès le début, avait été jugée nécessaire et n'avait été que retardée, fut pratiquée avec succès; dans l'autre, la mort a été déterminée par une affection intercurrente, alors que tout annonçait une guérison certaine. Donc, dans six cas de fractures compliquées de la jambe, la guérison a pu, grâce à l'occlusion, être obtenue sans aucun accident.

La méthode de M. Chassagnac m'a donné des résultats non moins favorables, puisque sur 32 cas de fractures graves, dont 14 du membre inférieur, je compte 28 succès complets. Seulement, je n'emploie jamais, comme Chassagnac, les bandelettes de diachylon; d'abord, parce qu'elles irritent fréquemment la plaie et les parties molles voisines; ensuite, parce qu'il est difficile de les appliquer sans imprimer au membre blessé des mouvements toujours nuisibles; j'ai recours au collodion, dont j'imbibe plusieurs couches de mousseline que je superpose sur la plaie; ainsi pratiquée, l'occlusion est plus complète, et la cuirasse résiste plus longtemps à l'action détériorante du pus; en outre, le collodion, par son élasticité, rend plus exact le rapprochement des lèvres de la plaie et favorise ainsi la réunion par première intention, dans les cas où elle est possible.

Fracture de jambe avec plaie. — Résection. — Pansements par occlusion. — Guérison.

Bazeille (Antoine), terrassier, âgé de trente-trois ans, entré dans mon service, salle 10, lit 26, le 24 juillet 1869. Il raconte qu'il a été surpris par un éboulement dans la carrière où il travaillait avec trois de ses camarades.

Transporté immédiatement à l'hôpital Saint-André, on constate l'état suivant : il existe à la partie interne et moyenne de la jambe droite une plaie mesurant 8 centimètres. Cette plaie donne issue à une pointe osseuse faisant à l'extérieur une saillie de 4 centimètres, et qui est formée par le fragment supérieur du tibia brisé. Le doigt, introduit dans la plaie, rencontre un fragment osseux très mobile. Les parties molles environnantes sont le siége d'un épanchement sanguin considérable; elles offrent une coloration violacée. La déviation du membre formant un angle obtus ouvert en dehors, la

crépitation au niveau du péroné, indiquent une fracture de
cet os siégeant au même niveau que celle du tibia.

L'hémorrhagie, abondante au moment même de l'accident,
ne s'est pas reproduite ; les douleurs sont modérées. Cépen-
dant le facies du malade est inquiet ; il existe une dyspnée
très marquée, car on ne compte pas moins de 46 inspirations
à la minute. Ces phénomènes, auxquels vient s'ajouter une
contusion violente du thorax, attirent l'attention du côté des
organes respiratoires. La percussion fait alors reconnaître,
du côté droit de la poitrine, une matité remontant en arrière
jusqu'au niveau de l'angle inférieur de l'omoplate. A l'auscultation, on constate dans ce point une disparition du
murmure vésiculaire, qui est remplacé par un bruit de souffle
et de l'œgophonie. Les vibrations thoraciques ont également
disparu.

Cet examen terminé, je procède au pansement. Après
avoir réséqué la pointe d'os en saillie, réduit la fracture,
débarrassé la plaie du sang qui la souille, *j'applique des couches superposées de mousseline imbibées de collodion*. Le
membre est ensuite placé dans *ma gouttière métallique*.
(Large vésicatoire sur le côté droit de la poitrine ; potion avec
digitale et scille.)

25. Nuit mauvaise ; le malade a souffert de sa fracture et
a été en proie à une dyspnée intense. Pouls 120. Le malade
a 44 inspirations à la minute. La matité est absolue dans
tout le côté droit ; on entend encore du souffle, mais l'œgophonie a disparu. (Même potion.) Je ne touche pas à
l'appareil.

26. Nuit meilleure ; le malade a un peu dormi. La dyspnée
est moins prononcée que la veille, bien que les signes physiques soient toujours les mêmes. Pouls à 120, petit,
fréquent.

Je défais l'appareil, sans toucher à la mousseline collodionnée, sous laquelle la pression démontre que le pus s'est
accumulé. Les parties voisines ont leur aspect normal, et
n'offrent aucune trace de phénomènes inflammatoires.

27. La gêne de la respiration s'est accrue ; le malade a été
en proie, toute la nuit, à une véritable orthopnée ; je compte
48 inspirations. Mêmes signes fournis par l'auscultation et la

percussion. Pouls à 104, assez petit. (Nouveau vésicatoire. Je ne touche point encore au pansement.)

28. La nuit s'est passée sans sommeil, et les phénomènes respiratoires n'ont rien perdu de leur intensité. (Même potion.)

29. La respiration est plus aisée, quoique toujours pénible; le malade a pu goûter quelques instants de repos. Il n'a éprouvé aucune douleur du côté de la jambe, ce qui explique l'absence de tout phénomène inflammatoire.

30. Nuit bonne; la dyspnée est de moins en moins marquée, et les résultats fournis par l'examen physique démontrent que l'épanchement est en voie de résorption. Pouls à 90.

Premier pansement. — La suppuration s'est parfaitement établie. Par la pression exercée au niveau de la fracture, je fais sourdre au-dessous des bords de la carapace collodionnée une quantité notable de pus de bonne nature. Le malade n'ayant point été à selle depuis son entrée, et se plaignant de coliques, je prescris un lavement purgatif.

31. La respiration est devenue plus facile, et le nombre des inspirations n'est plus que de 36. Le malade a peu dormi; il a été fatigué, toute la nuit, par des douleurs sourdes dans la jambe fracturée.

Pansement. — La suppuration est abondante; le pus continue à s'écouler librement par la voie indiquée. La pression exercée au niveau de la plaie ne réveille point de douleur; je constate toutefois un peu de rougeur vers la partie supérieure de la jambe.

1er août. La dyspnée a repris toute son intensité, car le nombre des inspirations s'élève à 50. L'examen de la poitrine permet de reconnaître que l'épanchement du côté droit, déjà résorbé en partie la veille, s'est reproduit pendant la nuit; de plus, il existe à gauche une matité assez étendue, du souffle, de l'œgophonie. Pouls à 96, petit, dépressible. (Large vésicatoire sur le côté gauche. Même potion.) Pas de pansement.

2. Le malade est un peu plus calme; la respiration, moins gênée, est réduite à 36 inspirations. La résorption de l'épanchement, un instant arrêtée, recommence à se faire; les

inquiétudes de la veille sont atténuées ; l'état local ne présente rien à signaler.

3. L'amélioration qui s'était produite, hier, dans l'état général du malade s'est accentuée ce matin ; la respiration, bien que saccadée, est facile, 28 inspirations ; le murmure vésiculaire commence à être perçu du côté droit et dans tout le côté gauche. La constipation persiste. Pas de pansement. (Lavement purgatif.)

4. *Deuxième pansement.* — La suppuration, toujours abondante, a détaché en grande partie la mousseline collodionnée. Sans toucher à cette dernière, je la recouvre par de nouvelles couches superposées comme les premières.

5. Rien à signaler, si ce n'est le manque de sommeil, ainsi que l'aisance de la respiration dont les mouvements ont atteint le chiffre normal.

6. *Pansement.* — Le malade souffrant d'une constipation opiniâtre, je prescris 15 grammes d'huile de ricin, qui provoquent une selle.

9. J'enlève, *pour la première fois,* la mousseline collodionnée ; la plaie offre le meilleur aspect, l'os que l'on aperçoit au fond est recouvert d'une couche de bourgeons charnus de très bonne nature, la suppuration est moins abondante. J'applique de nouveau du collodion par le même procédé, et j'abandonne le membre, sans le visiter, jusqu'au 17 août. Ce jour-là, je procède au pansement sans toucher à la mousseline collodionnée.

19-23. *Pansement.* — La suppuration diminue.

27. Après avoir enlevé la mousseline, je m'aperçois que la plaie est en grande voie de cicatrisation ; l'os a disparu sous un bourgeonnement qui est presque trop exubérant. Le doigt, promené sur la surface bourgeonnante, rencontre l'extrémité d'une esquille que j'enlève. Cette esquille, qui mesure 2 centimètres de longueur sur 1 1/2 de largeur, a appartenu à la face interne du tibia et a dû faire partie de la crête de cet os.

Il existe, en dehors et en bas de la plaie, un point rouge, fluctuant. Une ponction, pratiquée en ce point, provoque l'issue d'une certaine quantité de pus phlegmoneux.

A partir de ce moment, l'histoire du malade n'offre plus

6

qu'un médiocre intérêt; les pansements, de plus en plus rares, ne s'effectuent guère que tous les douze ou quinze jours. Quand le malade quitte l'hôpital, la plaie est entièrement cicatrisée, sauf aux deux angles où il existe deux petits trajets fistuleux, donnant de temps en temps passage à de très fines esquilles.

Malgré l'étendue de la perte de substance, la consolidation est complète, et le malade peut à bon droit être considéré comme entièrement guéri. J'ai revu Bazeille au mois de juin 1870; il se sert parfaitement de son membre et ne boite que fort peu.

Le mode de pansement par occlusion, à l'aide de couches superposées de mousseline collodionnée, n'a pas peu contribué, en empêchant la pénétration de l'air extérieur dans le foyer de la fracture, à nous faire obtenir les résultats heureux que nous venons de mentionner. Mais il est une autre circonstance qui a eu une large part dans ces succès, c'est l'emploi de *mes gouttières en toile métallique*. Depuis longtemps on avait entrevu la nécessité d'immobiliser les fragments dans les fractures avec plaie, mais les divers appareils mis en usage jusqu'ici présentaient des inconvénients nombreux signalés par les auteurs. L'appareil inamovible de Larrey offrait le danger d'une occlusion trop exacte. Seutin, en y pratiquant une fenêtre au niveau de la plaie, n'avait point remédié à cet inconvénient; mais plus tard, en fondant la méthode *amovo-inamovible*, il crut être arrivé *au dernier perfectionnement*.

La pratique fit bientôt voir qu'il n'en était rien : l'appareil bivalve, malgré toutes les précautions apportées à sa fabrication, est bien rarement approprié au membre sur lequel on l'applique; sa pose oblige à remuer le membre; en outre, la contention est toujours imparfaite. Aussi, malgré les critiques de Malgaigne, l'appareil de Scultet est-il resté dans la pratique, et M. Chassagnac l'emploie-t-il de préférence à tout autre. Quels défauts n'a-t-il pas cependant? La contention s'exerce inégalement sur les différents points du membre; les déplacements ne sont nullement prévenus; son application est assez compliquée. L'appareil se salit facilement, et doit par suite être fréquemment renouvelé.

C'est pour remédier à ces inconvénients que j'ai imaginé *mes appareils en toile métallique,* dont il est utile de faire la description.

Description. — Pour les construire, j'ai employé des *toiles en fil de fer recuit* suffisamment longues et larges pour tailler l'appareil, *d'un seul morceau,* sur le malade lui-même.

Que l'on se figure un pantalon fait avec cette toile, emboîtant dans toute son étendue le membre fracturé, depuis le pied jusqu'à la ceinture, n'entourant le membre sain que jusque au-dessus du genou, et l'on aura une idée très exacte de l'appareil. La toile métallique est doublée d'une peau élastique d'un demi-centimètre d'épaisseur; les bords de la gouttière sont recouverts d'un galon de cuir souple, mais assez résistant pour empêcher les fils de la toile de blesser les parties molles. De larges échancrures, en avant et en arrière, sont ménagées dans les points correspondant aux parties génitales et à l'anus. Dix courroies bouclées, soit en cuir mince, soit en galon semblable à celui que l'on emploie pour les tirants de botte, servent à fixer l'appareil.

Mode d'application. — Je suppose qu'il s'agisse d'une fracture de cuisse *à la réunion du tiers supérieur avec les deux tiers inférieurs* (cas qui nécessite l'emploi de l'appareil complet, tel que je viens de le décrire); *avant de faire la réduction,* on enveloppe le tronc depuis la ceinture, le membre fracturé et le membre sain, dans une grande pièce d'ouate, puis on les met dans l'appareil; on s'assure que les échancrures sont placées de manière à ne gêner, en aucune façon, l'anus et les parties génitales; alors seulement on réduit la fracture, suivant la méthode classique. Dès que les fragments osseux sont en contact, on les recouvre avec la gouttière, que l'on ferme et que l'on maintient dans cet état à l'aide des courroies. Il est bon de remarquer que la portion de l'appareil, *destinée à recevoir le pied,* peut s'abaisser et se relever à volonté. Sans cette particularité, il serait difficile de faire l'extension.

Si la réduction a été obtenue avec peine, et qu'il y ait une tendance marquée au déplacement, par suite d'une contraction musculaire trop exagérée, on double l'appareil avec des attelles également en fil recuit, et ces dernières sont placées seulement dans la partie correspondante à la fracture.

Lorsqu'on veut examiner le membre brisé, quelque temps après la réduction, afin de vérifier si le cal se forme régulièrement, il suffit de défaire les courroies et d'ouvrir la gouttière; après l'avoir visité, on remet les choses dans leur état primitif.

Si la fracture, au lieu de siéger à la partie supérieure de la cuisse, se trouve à la réunion des deux tiers supérieurs avec le tiers inférieur, il est inutile d'employer un appareil aussi complet. On peut supprimer toute la portion qui entoure le bassin, le ventre et la cuisse saine. On se sert seulement d'une grande botte en toile métallique, disposée d'ailleurs comme il a été dit précédemment.

S'il s'agit d'une fracture de jambe, il en sera de même; la longueur de la botte variera seule dans ce cas.

Dans les fractures du bras, *un simple manchon suffit.* Du reste, les figures suivantes donneront une idée plus exacte encore de ces appareils que les descriptions qui précèdent :

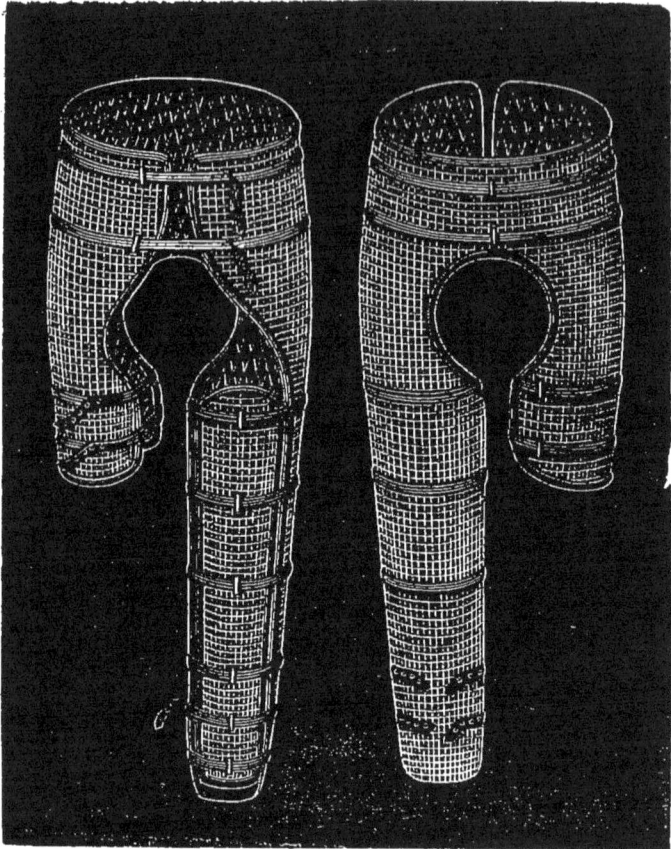

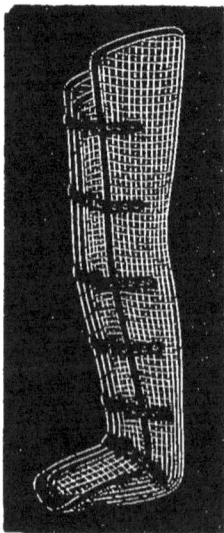

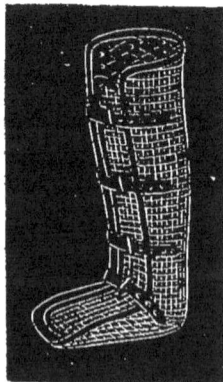

S'il m'est permis actuellement de dire quels sont les avantages que réalisent mes appareils, je les résumerai ainsi :

1° Ils sont d'une confection facile, rapide et peu coûteuse.

2° *Par sa flexibilité,* la toile métallique en fer reçuit permet à la gouttière de se mouler très exactement sur les membres, en même temps que, *par sa résistance,* elle neutralise la contraction musculaire, et empêche par suite les fragments osseux de se déplacer. C'est ainsi que je n'ai jamais vu, pas plus que les élèves qui suivent mon service à l'hôpital Saint-André, le plus léger raccourcissement dans les fractures de cuisse traitées à l'aide de ce moyen.

3° *Aucun appareil* ne procure une *immobilisation plus absolue,* immobilisation que l'on fait cesser et que l'on reproduit à volonté.

4° Un dernier avantage, l'un des plus sérieux, surtout quand il s'agit d'une fracture grave, c'est la rapidité avec laquelle on peut défaire et refaire l'appareil, *sans remuer le membre blessé.*

Mais l'histoire de mes appareils serait incomplète, si je m'arrêtais là. Ce n'est pas, en effet, contre les fractures que je m'en suis servi pour la première fois, mais contre la coxalgie. Partisan convaincu des idées de Bonnet dans le traitement de la coxalgie par le redressement brusque et instantané, il m'a semblé que l'*ankylose,* que l'on regarde comme une des plus heureuses terminaisons de cette méthode, pouvait quelquefois être évitée. J'ai cru que, dans certaines formes de cette affection, il était possible, après le redressement, d'obtenir une guérison plus physiologique, celle par le *retour des mouvements.* Pour y arriver, il devenait nécessaire de combiner l'immobilisation avec la *mobi-*

lisation, à volonté, de la jointure. Or, si les appareils silicatés de Bonnet, doublés d'attelles en fer recuit, remplissaient bien la première condition, il n'en était pas ainsi de la seconde. On ne pouvait songer à réaliser cette dernière qu'avec un appareil qu'il fût permis de défaire et de refaire facilement et avec rapidité; alors il était possible de visiter *fréquemment* l'articulation malade, de lui imprimer les mouvements nécessaires pour amener le retour de la fonction perdue. C'est à cette indication que mes gouttières devaient répondre. L'ont-elles fait?

Sans entrer ici dans de longs détails, je dirai que, depuis cinq ans, j'ai traité plus de *trente* coxalgies à l'aide de ces gouttières; que j'ai presque toujours obtenu de bons résultats; que bien des fois, grâce à elles, j'ai vu, dans les cas de coxalgie rhumatismale surtout, revenir des mouvements disparus. Quelques-uns de ces faits ont été rapportés dans une thèse soutenue à *Strasbourg* par mon élève et ami le docteur Renaut, au mois de janvier 1870.

Cette thèse renferme des planches où *sont figurés mes appareils*. Ceux qui suivent mon service de chirurgie à l'hôpital Saint-André *n'en ont jamais vu employer d'autres depuis plus de trois ans.* C'est à leur usage, je n'hésite pas à le déclarer, que je dois d'avoir obtenu de si nombreux succès de conservation dans des cas où j'ai vu tant de chirurgiens pratiquer l'amputation des membres.

Fracture de jambe. — Plaie de l'articulation tibio-tarsienne. — Résection. — Reproduction osseuse. — Guérison.

Lemaître (Jean-Marie), capitaine de navire, âgé de trente-cinq ans, entre le 12 septembre 1870 à l'hôpital Saint-André, où il est placé dans la salle des petits payants.

Le malade est tombé dans la cale de son navire d'une hauteur de 8 mètres environ. Dans cette chute, le poids du corps a porté principalement sur le pied droit, qui a été très fortement dévié en dehors.

État du malade à son entrée : le pied est très dévié, la face plantaire regarde complètement en dehors; le bord interne appuie sur le sol, le bord externe est tourné en haut. Au côté interne du coude-pied, il existe, un peu au-dessus de l'interligne articulaire, une plaie transversale mesurant 8 centimètres. Le tibia est le siége d'une fracture qui sépare la malléole du corps de l'os; celui-ci a fait issue par la plaie dans une étendue de 6 centimètres. Le fragment malléolaire a été entraîné par l'astragale, à laquelle il est encore adhérent. Le doigt se promène librement dans la cavité articulaire, et peut suivre dans toute son étendue la poulie astragalienne. Le péroné est fracturé aussi vers son tiers inférieur. Il se fait par la plaie une hémorrhagie assez considérable qui pourrait bien indiquer une déchirure de la tibiale postérieure.

Malgré l'avis de plusieurs chirurgiens qui se trouvaient présents, et dont l'un avait même conseillé, pour éviter au malade des douleurs trop vives, de ne point enlever la botte qui, disait-il, tomberait avec la jambe blessée, je me décidai à *tenter la conservation*. Le fragment osseux en saillie ayant été réséqué à l'aide d'une petite scie à main et la malléole séparée de ses attaches astragaliennes, je réduisis la luxation, non sans peine, et j'assurai l'immobilisation à l'aide d'une *gouttière métallique. Le périoste fut conservé avec soin*. L'hémorrhagie s'est à peu près arrêtée. Un pansement simple a été appliqué. Je prescris des arrosages intermittents avec l'eau-de-vie camphrée et la glycérine, mélangées en parties égales.

Le malade, revu à trois heures, dit avoir éprouvé des douleurs assez vives. Il est un peu excité, et cette excitation se traduit par une loquacité qui ne paraît pas lui être habituelle. Le pouls est à 88. (Potion opiacée.)

13. Nuit bonne; le malade a dormi quelques heures. Les douleurs sont modérées; elles siégent surtout au niveau du pied. Il n'existe du côté de la jambe aucun phénomène inquiétant. Le pansement est d'ailleurs respecté. Pouls à 76. (Potage, vin vieux.)

15. L'état général se maintient très bon. L'état local est

aussi satisfaisant; le malade souffre à peine. La jambe n'offre ni rougeur, ni tuméfaction; la pression n'éveille pas de douleurs. On continue à ne pas toucher au pansement. Vers trois heures, le malade a un léger accès de fièvre. (Potion avec sulfate de quinine, 1 gramme, à prendre aussitôt après l'accès. Même régime.)

16. La première partie de la nuit a été mauvaise; le malade a beaucoup souffert; ce n'est que vers le matin qu'il a pu se livrer au repos. A la visite, les douleurs ont cessé; on ne trouve rien dans l'état local qui puisse expliquer cette crise. Le pouls est à 80. L'accès de fièvre reparaît à la même heure que la veille. L'appétit est bon. (Régime ordinaire. Même potion.)

17. Le malade a éprouvé dans la plante du pied une sensation de froid très persistante et fort douloureuse. Aucune douleur du côté de la jambe. Pouls à 70. La fièvre a disparu. Le pied est entouré d'ouate, et le tout recouvert d'un taffetas gommé.

20. Je procède, pour la première fois, au pansement, c'est-à-dire *huit jours* après l'accident. Une suppuration abondante et bien liée inonde les pièces d'appareil. La plaie est bourgeonnante dans toute sa partie antérieure; en arrière, elle offre un aspect noirâtre dû au sphacèle de lambeaux de tissu cellulaire, que j'enlève. Le pied est légèrement dévié en dehors, et forme avec la jambe un angle très obtus.

L'état général répond à l'état local; l'appétit est bon, les nuits sont calmes. Pouls à 80.

23. La nuit a été marquée par une recrudescence des douleurs, que le malade attribue au défaut d'humidité du pansement. Le calme renaît au jour, et les douleurs disparaissent. Elles se reproduisent les nuits suivantes, en affectant une sorte de périodicité, contre laquelle on a recours au sulfate de quinine.

Cette petite complication fait avancer l'époque du second pansement, qui est effectué le 26. La plaie offre un aspect grisâtre, dû à l'existence d'une couche pultacée. La suppuration est peu abondante, mêlée d'un peu de sang, mais toujours phlegmoneuse. La pression, exercée à la partie inférieure de la jambe, fait écouler par la plaie une notable quantité de pus de même nature. Il s'est en outre formé, au niveau de la malléole externe, un abcès qui est ouvert avec le bistouri. La déviation du pied persiste. (Pansement à plat, avec charpie imbibée d'eau de-vie camphrée coupée d'eau; la surface couenneuse est touchée avec du jus de citron.)

L'état général ne laisse rien à désirer; le malade se nourrit bien. Pouls à 80.

27. *Pansement.* — La suppuration s'est écoulée en abondance par la plaie et par l'ouverture de l'abcès. La couche pultacée est moins épaisse sur quelques points; la plaie est bourgeonnante.

28. *Pansement.* — La suppuration, toujours abondante, trouve une issue facile; la plaie a repris un aspect meilleur. Vers trois heures, le malade est pris d'un frisson, suivi de chaleur et de sueurs profuses. Le pouls est à 120, la face vultueuse, la langue sèche, la soif vive. Cet état ne s'accompagne point d'une exagération de la douleur, qui est à peine marquée.

29. *Pansement.* — On change la gouttière, qui est souillée par le pus. On profite de cette occasion pour rectifier la direction du pied. Aucune douleur ne suit cette opération.

30. Les douleurs ont reparu dans la nuit et ont empêché le malade de se livrer au sommeil. Le pouls est à 100, la langue toujours sèche, l'appétit médiocre. Les pièces du pansement sont inondées par le pus, dont la stagnation n'est plus à craindre; l'ouverture de l'abcès n'en fournit plus que quelques gouttes. On cautérise avec le nitrate la plaie qui offrait un aspect blafard. (Même pansement que précédemment.)

3 octobre. Les nuits ont été meilleures; le sommeil est revenu. Le pouls est retombé à 80. Appétit bon.

Pansement. — Suppuration abondante et d'un écoulement facile. La plaie est rosée et bourgeonnante dans la plus grande partie de son étendue.

6. *Pansement.* — Le pus, de bonne nature, est sécrété en grande quantité; la plaie, douloureuse, tend à reprendre son aspect blafard. Il existe au niveau de la partie inférieure de la jambe un gonflement notable, mais sans infiltration purulente. Le pied est dans une rectitude parfaite.

L'état général se maintient bon.

8. Douleurs très vives pendant la nuit. On constate un léger gonflement du pied. La plaie semble réunie dans ses parties profondes; elle offre un aspect grisâtre, et la cicatrisation est arrêtée. Il s'est formé à la partie externe de l'articulation un nouvel abcès qui fournit une grande quantité de pus.

L'état général a faibli sur ces entrefaites; le malade est pâle, amaigri; il mange peu et a un dégoût prononcé pour la viande. (Pansement. Infusion de quinquina.)

10. *Pansement*. — Le pied tend à se dévier. La quantité de pus écoulé est moins abondante, et la pression exercée en dehors de l'articulation en provoque l'issue à flots. La peau est décollée en ce point, dans une petite étendue; la plaie est blafarde. Une contre-ouverture est pratiquée pour favoriser l'écoulement du pus, un drain assure cet écoulement.

L'état général n'a rien d'inquiétant; l'appétit est meilleur.

Dans les jours qui suivent, la suppuration continue à être abondante et conserve son caractère louable; la plaie bourgeonne de nouveau avec activité; les parties décollées par le pus se rapprochent. Peu à peu, le pus est sécrété en moindre quantité; la plaie se sèche, et la consolidation des os fracturés s'effectue, bien que lentement.

On constate alors, à la place de la portion du tibia qui a été enlevée, dès le début, un noyau d'induration qui finit par acquérir une consistance cartilagineuse, puis osseuse, et *qui est bien évidemment constitué par de l'os de nouvelle formation*.

Le malade sort le 8 décembre; il ne reste plus à cicatriser qu'une petite plaie arrondie de 3 centimètres de diamètre.

Le malade est revu le 28 janvier 1872, c'est-à-dire *quatorze mois* après l'accident. Le membre blessé présente l'état suivant : la jambe malade, mesurée de l'interligne de l'articulation tibio-tarsienne à la malléole externe, a subi un raccourcissement de 2 centimètres. Le coude-pied est plus volumineux que celui du côté opposé; cette augmentation de volume est de 2 centimètres 1/2. Le pied est dans une rectitude parfaite. La portion d'os enlevée est remplacée par un *tissu nouveau d'une consistance égale à celle de l'os ancien*. Le péroné est très augmenté de volume, surtout dans sa portion inférieure. Le membre est très utile.

Le malade a pu reprendre sa profession de marin, et faire un voyage dans lequel il a été exposé à des dangers sérieux, car son navire a fait naufrage; il a pu se sauver avec deux autres personnes de son équipage.

Ce fait, comme celui précédemment rapporté de résection du radius, témoigne en faveur de la reproduction de l'os dans les résections *sous-périostées*. Si l'on songe que j'ai réséqué *5 centimètres* du tibia, dans sa portion articulaire, comment serait-il possible d'admettre, en effet, que *cette surface arrondie et dure,* qui a succédé à la partie enlevée, ne soit pas du tissu osseux de nouvelle formation, alors que le malade peut se livrer à la marche, même sans le secours d'une canne? S'il en était autrement, le tibia n'offrirait pas une résistance assez grande pour soutenir le poids du corps.

Malgré la précaution prise de conserver le périoste, celui-ci, dilacéré par la violence même de l'action vulnérante, n'existait plus que sous forme de lambeaux; l'os cependant se reproduisit.

Or, dans le cas suivant, où il s'agissait d'une lésion déjà ancienne, le périoste put être détaché complètement de l'os; il formait ainsi une coque nullement interrompue. Cependant, on ne put noter, comme on le verra, aucune trace de régénération osseuse.

Plaie par arme à feu. — Balle logée dans la tête de l'humérus droit. — Résection secondaire sous-périostée. — Guérison.

L..., sergent au 34e de ligne, âgé de vingt-neuf ans, a été blessé à la bataille de Forbach. Une balle l'a frappé à l'épaule au moment où il escaladait une position ennemie.

Transporté à l'ambulance, L... demeura trois jours sans

soins, à cause de la précipitation de la retraite. Ce ne fut qu'au bout de ce laps de temps qu'il fut pansé par un chirurgien prussien.

Cependant, l'épaule était devenue très douloureuse et tuméfiée; l'orifice d'entrée de la balle, qui était demeurée dans la plaie, fournissait un pus noirâtre et fétide. Tout mouvement du bras était impossible. On fit alors, suivant le bord interne du biceps, à 10 centimètres environ au-dessous de l'orifice d'entrée, une contre-ouverture destinée, d'après le récit du malade, à donner issue au projectile. Il n'en fut rien; l'épaule diminua peu à peu de volume, la suppuration devint moins abondante, puis se tarit; les douleurs disparurent presque complètement.

La plaie produite par le projectile se convertit] en un trajet fistuleux. Ce trajet livra même passage à plusieurs esquilles, dont la dernière, enlevée le 20 août et conservée par le malade, appartient évidemment à la portion articulaire de la tête humérale.

L... entre, le 15 septembre 1871, à l'hôpital Saint-André, dans mon service, où il est couché lit 26, salle 10.

État du malade à son entrée : on constate une légère déformation de l'épaule, qui, en avant, est plus bombée que celle du côté opposé; la tête de l'humérus paraît, au toucher, notablement augmentée de volume. Il existe un trajet fistuleux à la partie antérieure et supérieure de l'épaule, au-dessous de l'apophyse coracoïde; c'est par là qu'est entrée la balle. La contre-ouverture est aussi demeurée fistuleuse. Un stylet, introduit par le premier trajet, arrive sur une surface osseuse dénudée, donnant la sensation d'un séquestre; ailleurs, on trouve les signes de la carie; en ce dernier point, le stylet s'enfonce dans une étendue de 7 centimètres. Tout mouvement spontané du bras est impossible; les mouvements communiqués sont limités et déterminent de vives douleurs.

L'état général est d'ailleurs bon; le malade est grand, sec, nerveux, et paraît d'une grande énergie. La résection de l'épaule est décidée.

Opération le 21 septembre. Anesthésie par le chloroforme. Méthode à lambeau deltoïdien : l'incision antérieure réunit les deux trajets fistuleux. La tête ayant été luxée, non sans difficultés, à cause de son volume considérable, *je détache avec soin le périoste,* qui est épaissi. Ce périoste, ainsi que tous les tissus fibreux qui entourent l'articulation, sont conservés avec le plus grand soin. Je résèque enfin 4 centimètres de la diaphyse. La cavité glénoïde est le siége d'une carie évidente, aussi fus-je obligé d'en pratiquer l'évidement. Aucun vaisseau important n'a été intéressé dans cette opération. Trois ligatures sont jetées sur les artères musculaires.

La portion postérieure de l'incision en V est réunie par quatre points de suture; on ne tente point la réunion en avant. La plaie est bourrée de charpie. Le bras est fixé au tronc par une sorte de spica.

Examen de la portion réséquée : la balle a pénétré dans l'os, en dedans de la coulisse bicipitale; elle s'est enchâssée dans la tête humérale, où elle s'est creusé une gouttière; la tête a éclaté sous la pression d'un corps étranger, elle est le siége d'une ostéite raréfiante assez étendue; quelques points sont nécrosés et déjà en voie de séparation. La surface articulaire n'existe plus que dans sa moitié inférieure. C'est à cette portion qu'appartenaient les séquestres que nous a montrés le malade.

A trois heures, les pièces de pansement sont souillées de sang. Cependant, le malade n'accuse pas de faiblesse; il a pris un potage depuis l'opération. Pouls à 120. La réaction commence. Douleurs modérées.

22. Nuit bonne, mais sans sommeil; les douleurs sont très supportables; le suintement sanguin continue. On défait l'appareil. Une petite artère musculaire, comprise dans la lèvre interne de l'incision antérieure, fournit une certaine quantité de sang; on la lie, et l'hémorrhagie s'arrête. La réunion a été obtenue dans les points où on l'a cherchée. Pouls à 110. (Régime ordinaire.)

23. Le malade a eu quelques heures de sommeil paisible. Il n'accuse que de légères douleurs. Le suintement sanguinolent ne s'est pas reproduit.

Pansement. — La suppuration commence; le pus est absorbé par la charpie dont on a rempli la plaie. Pouls à 100.

État général excellent; le malade mange avec appétit.

24. *Pansement.* — On renouvelle la charpie placée dans le

foyer. Suppuration encore peu abondante et de très bonne nature. L'état général se maintient. Pouls à 110.

26. *Pansement.* — Le lambeau est complètement réuni dans sa moitié postérieure ; la plaie antérieure est rosée et bourgeonne activement. La suppuration est bien établie et trouve un écoulement facile ; elle souille les pièces d'appareil.

L'état général est excellent ; le malade a de l'appétit ; il est d'une gaieté qui ne s'est point démentie un instant ; la fièvre est tombée, pouls à 80.

A partir de ce moment, l'histoire du malade ne nous offre plus à signaler que l'activité du bourgeonnement et la rapidité de la guérison.

Les pansements s'effectuent tous les deux jours ; la suppuration demeure abondante jusqu'au 6 octobre. La plaie antérieure est alors réunie dans sa partie moyenne ; il existe encore aux deux angles supérieur et inférieur de cette incision deux orifices par lesquels la pression exercée sur le moignon de l'épaule fait écouler du pus. Ces pertuis sont eux-mêmes cicatrisés le 20 octobre. Le malade se lève ce même jour pour la première fois.

Au 6 novembre, la guérison peut être considérée comme achevée ; le malade se sert fort utilement de la main et de l'avant-bras ; les mouvements sont complets et faciles ; le bras n'exécute aucun mouvement spontané. Il sort.

A l'époque où L... a quitté l'hôpital, il n'y avait aucun travail d'ossification appréciable. Mais je ferai remarquer que ce malade, opéré le 21 septembre, est parti le 6 novembre, c'est-à-dire moins de deux mois après l'opération.

L... est revenu au mois de mars 1872. Le toucher fait alors reconnaître dans la profondeur du moignon de l'épaule une sorte de cordon résistant et dur, dans lequel on ne découvre rien qui puisse indiquer un commencement de régénération osseuse. Le bras est toujours inerte, mais l'avant-bras et la main sont très actifs et suppléent à cette immobilité ; en somme, le malade se sert très utilement de ce membre.

Avant d'abandonner le chapitre des résections, je crois utile de prévenir une objection que l'on ne manquera pas de faire. Mon travail ne contenant que des succès, on dira peut-être que j'ai négligé, à dessein, de publier les revers, afin de faire la part plus belle à la méthode conservatrice. Ma réponse sera bien simple : J'ai publié *toutes les résections que j'ai pratiquées,* sans en excepter aucune. Je me trompe : il m'a paru inutile de mentionner celles qui ont porté sur les os du métacarpe, des phalanges, du métatarse et des orteils. Si je l'eusse fait, le nombre des succès eût été alors bien plus considérable.

IIIᵉ PARTIE.

CHIRURGIE CONSERVATRICE.

J'ai choisi, dans ma pratique, les six faits suivants de chirurgie conservatrice, qui permettent d'apprécier à quelles limites extrêmes cette méthode peut être poussée sans danger, sous la réserve de s'en tenir aux indications thérapeutiques que j'ai déjà formulées.

De ces six malades, cinq ont guéri en conservant un membre parfaitement utile; le sixième a succombé. Nous verrons que cet insuccès doit être attribué au mode de traitement qui m'était imposé, bien plus qu'à la méthode dont j'essaie de démontrer l'innocuité et les avantages.

Plaie de la paume de la main par arme à feu. — Fracture des troisième et quatrième métacarpiens. — Irrigation pendant onze jours. — Infection purulente. — Mort.

Laborde (Pierre), âgé de trente ans, cultivateur, entre le 29 novembre 1869 à l'hôpital Saint-André, où il est placé dans le service des petits payants.

Ce malade raconte qu'ayant été surpris, à l'affût, par une forte pluie, il voulut, avant de rentrer, débarrasser les canons de son fusil de l'eau qu'ils pouvaient contenir. Appuyant sur

la paume de la main gauche l'extrémité des canons, il imprima à l'arme, par un mouvement habituel aux chasseurs, une
secousse violente destinée à chasser le corps étranger. Le
fusil était encore armé, le coup partit et la charge traversa
la main gauche.

A son arrivée à l'hôpital, on constate à la paume de la
main et à la région dorsale deux larges surfaces noirâtres
correspondant aux points d'entrée et de sortie de la charge
qui a fait, en quelque sorte, balle. Les troisième et quatrième
métacarpiens sont fracturés comminutivement; on enlève des
esquilles provenant de ces deux os. Les doigts sont raides et
insensibles, l'avant-bras légèrement tuméfié.

Le malade interrogé déclare qu'il ne s'est point produit
d'hémorrhagie immédiate.

La main recouverte de charpie est, par ordre de M. le docteur Dudon, chef interne, placée sous un appareil d'irrigation.

30 novembre. Nuit agitée ; le malade, encore sous le coup
de l'émotion primitive, a présenté un peu d'excitation. Ce
matin, le pouls est à 96. Douleurs modérées. L'irrigation est
continuée.

1er décembre. La nuit a été calme, malgré l'absence complète du sommeil. Le malade explique son insomnie par
l'intensité croissante des douleurs, qui sont devenues presque
intolérables. Pouls à 90. Irrigation.

2. Les douleurs continuent à être très vives; elles ont
obligé le malade à défaire les compresses qui maintenaient
le pansement. Ces douleurs ont leur siége dans la main, mais
elles se prolongent aussi du côté de l'avant-bras dont la
partie inférieure présente une rougeur érysipélateuse. Je
voulus suspendre alors l'emploi de l'irrigation ; elle fut
continuée sur la demande du docteur Dudon.

3. Pouls à 100. Les douleurs sont toujours fort vives.
Cependant l'état général est assez bon; l'appétit est diminué.

4, 5 et 6. Les douleurs persistent avec la même intensité.
Le malade ne doit ses quelques heures de sommeil qu'aux
préparations opiacées. L'irrigation est maintenue.

8. Les douleurs sont un peu calmées ; le malade a pu
dormir. Un peu d'inappétence. Pouls à 80.

9. Nuit bonne, douleurs modérées. Les pièces de pansement

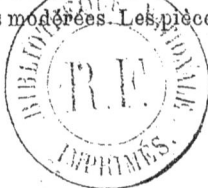

7

commencent à être traversées par la suppuration. L'avant-
bras est le siége d'une tuméfaction et d'une rougeur notables.
Appétit meilleur.¡Pouls à 90. *Irrigation continuée.*

10. On procède pour la première fois au pansement. La
suppuration est abondante, mais mal liée. La plaie de la face
dorsale, la seule qui se présente à l'examen, offre un aspect
uniformément grisâtre. La main est tuméfiée ainsi que la
partie inférieure de l'avant-bras; il existe, en ce dernier
point, au niveau de la gaîne du long fléchisseur du pouce,
une fusée purulente. L'irrigation est suspendue.

11. L'état général se maintient; les douleurs ont cessé et
le malade peut se livrer au sommeil.

Pansement. L'avant-bras est toujours rouge et tuméfié; on
pratique sur la face palmaire une contre-ouverture qui
permet de vider l'abcès dont on avait, la veille, constaté
l'existence.

12. Nuit sans sommeil. Appétit médiocre.

Pansement. Suppuration abondante. La plaie est moins
blafarde et commence à bourgeonner. L'avant-bras a repris
son aspect et son volume.

13. L'insomnie persiste. La suppuration se fait avec
grande abondance; le pus est mieux lié, mais toujours mêlé
d'un peu de sang. On enlève, avec les ciseaux, des lambeaux
de tissu cellulaire sphacélé. La plaie s'est détergée et
bourgeonne activement.

14. Toujours pas de sommeil. La suppuration, qui continue
à être abondante, est de qualité meilleure; pus bien lié et
moins sanguinolent. Le bourgeonnement de la plaie est un
peu exubérant, les bourgeons saignent au moindre contact.

15. Malgré l'absence de douleurs, les préparations opiacées
demeurent impuissantes à procurer au malade quelques
instants de repos. L'abondance de la suppuration est excés-
sive. La plaie offre un bourgeonnement de plus en plus exubérant; les bords sont un peu tuméfiés; la pression exercée
au niveau du poignet provoque de vives douleurs et donne
lieu à l'écoulement d'une certaine quantité de pus séreux.

L'état général a faibli; le malade a maigri notablement;
son facies a pris une teinte jaunâtre. Appétit médiocre.
Pouls à 90.

A 3 heures. Le malade a eu, vers midi, un frisson qui a duré une heure et qui a été suivi d'une transpiration abondante. Vers trois heures, nouveau frisson. (Potion avec sulfate de quinine, 1 gramme.)

16. La nuit a été meilleure que les précédentes ; le malade a un peu dormi. Ce matin, il paraît découragé, inquiet de son état ; il se plaint de douleurs assez vives dans la main. Pouls à 90. Suppuration toujours très abondante ; la plaie a bon aspect et bourgeonne activement.

Le poignet et la partie inférieure de l'avant-bras sont le siége d'une rougeur érysipélateuse qui pourrait expliquer le frisson, mais il n'existe pas d'adénite axillaire. (Tartre stibié, 5 centigrammes en lavage. Potion avec alcoolat d'aconit, 2 grammes.) A trois heures, pouls à 100. Peau chaude, halitueuse. Le malade n'a pas eu de nouveau frisson. Il vomit vers cinq heures.

17. Nuit bonne ; les douleurs se sont un peu calmées. Mêmes caractères de la suppuration. La rougeur de l'avant-bras a diminué. La plaie de la face dorsale bourgeonne ; celle de la face palmaire, que l'on examine pour la première fois, offre encore un aspect noirâtre. Le malade n'a pas eu de frisson. Fièvre légère. Pouls à 80. Pansements au vin aromatique. (Même potion.) A trois heures, pouls à 120, peau chaude, mordicante.

Le malade a eu le cauchemar ; il entend des coups de fusil qu'il croit dirigés contre sa personne. Soif intense ; langue rouge et humide.

18. L'insomnie a reparu ; le malade a éprouvé des douleurs très vives dans le membre blessé. La suppuration continue à être extrêmement abondante ; l'aspect de la plaie est blafard, la pression au niveau du poignet excite une vraie douleur qui persiste après elle.

L'état général a faibli ; la face est hâve, terreuse ; l'appétit nul. Pouls à 100. (Potion avec sulfate de quinine et extrait de quinquina.)

19. Nuit sans douleurs, mais sans sommeil. Ce matin, pouls à 90. Vers six heures, le malade a eu un frisson violent qui a duré un quart d'heure et a été suivi de sueurs.

Pansement. Suppuration très abondante ; la pression

exercée sur le poignet fait écouler un peu de pus séreux et mêlé de bulles d'air. La partie interne de l'avant-bras est le siége d'une rougeur érysipélateuse diffuse. Le faciès du malade est meilleur ; la langue humide et très rouge ; appétit médiocre.

20. Rien de nouveau dans l'état général ni dans l'état local. Pouls à 100.

21. Le malade a eu dans la nuit *trois frissons* qui ont duré en moyenne dix minutes.

Pansement. Suppuration abondante et de bonne nature. La plaie est devenue rosée. Douleurs à la pression au niveau du carpe ; la palpation permet de reconnaître la dénudation des surfaces articulaires. Le faciès est satisfaisant ; la langue très rouge et un peu sèche. Appétit nul. Pouls à 90. (Cataplasmes.)

A 3 heures. Le malade a eu *un frisson* vers onze heures. Pouls à 100.

22. Nuit bonne.

Pansement. Le pus, un peu séreux, s'écoule en grande quantité, surtout lorsque l'on presse au niveau du carpe. La plaie a repris son aspect blafard.

État général peu satisfaisant. Pouls à 110.

Le malade, par caprice, demande, à ce moment, à quitter l'hôpital.

Les renseignements fournis par la famille établissent qu'à partir de son départ son état alla toujours déclinant; l'abondance de la suppuration, le défaut de nutrition contribuèrent à son épuisement.

Bientôt survint une diarrhée profuse, en même temps qu'une toux sèche et un point de côté violent indiquant une complication pulmonaire.

La mort survint au milieu de tous les phénomènes de l'infection purulente, vers le 30 décembre, c'est-à-dire huit jours après la sortie de l'hôpital.

Faut-il donc accuser de cette terminaison fatale la méthode conservatrice? En d'autres termes, en présence d'un désordre semblable, le chirurgien était-il autorisé à

tenter la conservation du membre? Les résultats fournis
par la chirurgie d'armée nous permettent de répondre à
cette question par l'affirmative. Si nous consultons, en effet,
les statistiques si intéressantes de Spillmann, publiées dans
les Archives de 1868, nous voyons que dans le cas de fracture d'un ou plusieurs métacarpiens par projectiles de
guerre, *la conservation est presque de règle.*

Voici les faits sur lesquels Spillmann s'appuie pour établir
en principe cette manière d'agir :

En Crimée, sur 209 fractures, traitées sans opération,
les chirurgiens français n'eurent que 26 morts, soit une
mortalité de 12,44 0/0, tandis que l'amputation donne
19,20 0/0 de décès (12 morts sur 63 amputés). La différence est donc de 6,76 en faveur de la conservation. Les
résultats obtenus par l'armée anglaise sont encore plus
favorables : 68 malades ayant des fractures graves du métacarpe ou même du carpe furent traités sans opération, *un*
seul mourut. Il est vrai que la mortalité à la suite de l'amputation primitive d'avant-bras ne fut chez les Anglais que
de 1,68 0/0.

« L'amputation, dit Spillmann, n'est donc commandée
que par des circonstances exceptionnelles dans lesquelles
les parties sont broyées par la violence du choc. »

Tel n'était point le cas de notre malade; l'arcade formée
par les métacarpiens n'était détruite qu'à son milieu, et le
désordre des parties molles, bien qu'assez étendu, ne l'était
pas tellement qu'il ne laissât aucun espoir d'éviter le sacrifice
du membre.

Celui-ci fut donc conservé; on se contenta d'extraire les
esquilles.

La main blessée, après avoir été débarrassée de tout corps
étranger, esquilles ou projectiles, fut ensuite soumise à
l'irrigation. C'est, en effet, dans les plaies par armes à feu

et surtout dans celles qui siègent à l'extrémité des membres que les irrigations d'eau froide sont le plus recommandées par les auteurs.

Mais, il faut le reconnaître, ce sont là des déclarations enthousiastes avec lesquelles les faits se trouvent peu d'accord. L'emploi des réfrigérants dans le traitement des traumatismes et en particulier des plaies contuses, s'il a donné quelques succès, est le plus souvent suivi de graves accidents. Sanson l'a vu déterminer de très vives douleurs qui obligèrent à le suspendre, et M. Joseph Dupuy, appréciant, en 1856, l'utilité des réfrigérants, nous apprend qu'il s'est vu dans la nécessité d'y renoncer dans plusieurs cas pour le même motif. Les douleurs vraiment intolérables, qui ont, surtout au début, tourmenté notre malade, nous paraissent devoir être ainsi expliquées ; qu'on songe, en effet, que l'on se trouvait au mois de décembre, c'est-à-dire à l'époque où, dans nos contrées, le froid est le plus rigoureux ; que, par suite, la température de l'eau employée était fort basse. Or, c'est là une contre-indication qui n'a échappé à aucun des partisans de l'irrigation. Percy reconnaissait si bien les inconvénients de la réfrigération dans de semblables circonstances, qu'il recommandait de *n'user que sobrement de ce moyen dans la saison froide.* « L'emploi du froid, dit Richet, réussit généralement moins bien en hiver qu'en été. » Sanson professe la même opinion.

Enfin une pratique hospitalière étendue a fait regarder par M. Joseph Dupuy une température basse comme contre-indiquant l'emploi des irrigations froides. L'intensité des douleurs n'est pas le seul accident qui suive cet emploi ; sans parler du tétanos, observé quatre fois par Bonnet (de Lyon) et M. Dupuy, sans parler des phlegmasies des muqueuses, si redoutées par Velpeau, j'arrive aux accidents inflammatoires, à l'abondance et à la nature de la suppuration, à l'état des plaies que l'on peut observer après des irrigations longtemps prolongées. On a cru, pendant longtemps, que les irrigations diminuaient l'intensité des accidents inflammatoires qui suivent les traumatismes; telle est encore l'opinion d'un grand nombre de chirurgiens. D'autres, au contraire, comme Jobert, Velpeau, prétendent que jamais les accidents inflammatoires ne sont aussi étendus (je ne dis pas aussi intenses) que lorsque le membre blessé a été soumis à l'eau froide. « La méthode réfrigérante, dit, en 1848, Bégin dans un discours académique, offre l'avantage de calmer, mais c'est plutôt un voile jeté sur le danger qu'un moyen de le prévenir, ou de le combattre. »

Rappelons les accusations formulées par M. Sédillot contre l'irrigation continue, qui rend la suppuration plus abondante et de mauvaise nature :

Ne sont-ce pas là les accidents qu'a présentés notre malade? L'infection purulente qui a mis fin à ses jours n'est-elle pas aussi une des causes les plus fréquentes de la mort à la suite des irrigations d'eau froide?

Au même moment, un hasard favorable nous permettait d'établir une comparaison entre les résultats fournis par les irrigations et ceux obtenus à l'aide de pansements rares. Un malade entrait, au commencement de décembre, à la salle 10, pour s'y faire traiter d'une plaie par arme à feu de la plante du pied. Celle-ci avait été absolument labourée; deux métatarsiens étaient fracturés; l'arcade plantaire avait été intéressée.

Malgré l'étendue de ces désordres, il ne survint à aucun moment d'accidents inflammatoires du côté de la jambe ni du pied, et, au bout de trois mois, le malade sortait parfaitement guéri.

Les conditions étaient cependant identiques; il s'agissait, comme chez Laborde, d'une région pourvue de vaisseaux assez volumineux et de gaînes tendineuses nombreuses, offrant aux produits inflammatoires une voie toujours ouverte, la plaie se compliquait de fractures.

Combien cependant les résultats ont été différents! Alors que chez l'un des malades la suppuration de mauvaise qualité, la formation d'abcès circonvoisins aboutissaient à l'*infection purulente*, chez l'autre, la cicatrisation suivait sa marche, qui n'était entravée par aucun accident. Ne sommes-nous pas quelque peu en droit d'expliquer cette différence de résultats, dans des cas identiques, par la différence des traitements suivis?

J'ai placé, à dessein, après cette observation, celle de Williams S... Elle prouvera combien la différence des résultats dépend de la méthode employée.

Plaie de l'avant-bras par arme à feu. — Fracture comminutive du cubitus. — Guérison.

Williams S..., commis, âgé de vingt-sept ans, entre le 16 octobre 1869 à l'hôpital Saint-André, où il est placé dans le service des payants.

Se trouvant à la chasse, il a reçu dans l'avant-bras droit un coup de fusil, dont la charge, atteignant le membre par sa face antérieure, l'a traversé de part en part.

Bien que l'hémorrhagie fût assez considérable, le malade, qui est d'une nature très énergique, eut la force de se rendre à pied chez le médecin de la localité. Celui-ci retira de la plaie des lambeaux de vêtements, quelques fragments osseux, et posa un premier appareil. L'hémorrhagie persistant, il eut recours à la compression de l'humérale à l'aide d'un rouleau de linge maintenu sur le trajet de l'artère par quelques tours de bande très serrés.

S... est ensuite apporté à l'hôpital. A son entrée, il présente l'état suivant:

L'avant-bras droit a été traversé par la charge; la plaie, située à la partie interne du membre, offre deux orifices;

l'un antérieur, orifice d'entrée, arrondi et de la dimension d'une pièce de deux francs; les bords, réfoulés en dedans, ont une coloration brune livide, qui s'étend à une certaine distance sur les parties saines environnantes, en offrant les teintes ordinaires de l'ecchymose. L'orifice postérieur ou de sortie est beaucoup plus large; il mesure 6 centimètres de diamètre. La désorganisation des muscles est complète; ils sont absolument broyés; leurs lambeaux demeurent encore adhérents et collés à la surface de la plaie par le sang qui s'est coagulé, en sorte que celle-ci offre l'aspect et les eschares d'une brûlure grave.

Le cubitus a été brisé; un grand nombre d'esquilles ont été enlevées sur le lieu même de l'accident; le fragment supérieur ne s'aperçoit pas, mais on distingue parfaitement le fragment inférieur au fond de la plaie. Quelques fragments osseux tiennent encore.

L'artère et le nerf cubital doivent nécessairement participer à ces désordres; le malade apprend qu'il s'est produit, au début, une hémorrhagie considérable; la sensibilité a disparu dans le petit doigt et à la partie interne de l'annulaire.

L'état général est bon; le malade souffre peu, et, malgré une abondante perte de sang, il doit à sa constitution robuste et à son énergie de ne point être trop abattu; il a même un peu d'excitation se traduisant par une parole brève et saccadée. La face est pâle, l'œil vif, le pouls petit et fréquent.

M. le Dr Dudon, chef interne, débarrasse la plaie des esquilles et met le membre blessé dans une gouttière.

Pansement à plat avec charpie imbibée d'eau. Arrosage intermittent avec un mélange d'eau et d'eau-de-vie camphrée.

17. La nuit a été calme, mais le malade n'a pu dormir. Ce matin, il est un peu excité. Les douleurs sont toujours très modérées.

Pansement. — La plaie de sortie, la seule que la situation du membre permette de voir, se présente avec les caractères déjà indiqués : aspect grisâtre, bords déjetés; elle est extrêmement sèche. (Potion avec alcoolature d'aconit, 2 gr.)

18. La nuit, comme la précédente, s'est passée sans sommeil, malgré l'absence de douleurs. La plaie est sèche, et il

existe autour une légère rougeur. L'excitation de la veille s'est accentuée; le malade est loquace; il raconte qu'il n'a pas voulu manger dans la crainted 'augmenter la fièvre. Le pouls est à 90.

Pansement. — Le fond de la plaie est bourré de charpie sèche. (Même potion, potages, vin vieux.)

19. Le malade n'a point encore dormi depuis l'accident. Il ne souffre point, mais il est toujours agité. Pouls à 110.

Même état de la plaie; la suppuration n'est point encore établie. (Même pansement, même potion, même régime.)

20. L'insomnie persiste; le malade attribue le manque de sommeil de la nuit précédente au bruit d'une porte non fermée roulant sur ses gonds. Du reste, sa parole brève, ses mouvements brusques, décèlent une certaine agitation. Pouls à 90.

Pansement. — La suppuration commence; le pus a souillé les compresses de l'appareil. (Potion *ut suprà,* potage, vin vieux.) A trois heures, le malade est plus tranquille, sa figure est plus calme, sa parole plus sobre et mieux posée. Pouls à 70.

21. Nuit bonne; le malade a dormi plusieurs heures. Ce matin, il y a détente véritable. Pouls à 80.

La suppuration est abondante; le pus, de bonne nature, quoique mêlé d'un peu de sang, séjourne au fond de la plaie, où il est absorbé par la charpie. La plaie commence à se déterger et devient rosée sur les bords, qui sont en même temps un peu affaissés. On enlève quelques lambeaux de tissu cellulaire sphacélé. (Pansement à plat avec charpie imbibée en parties égales d'eau-de-vie camphrée et de glycérine. Même potion.)

Trois heures. Le malade a dormi dans la journée. Pouls à 75.

22. Nuit bonne. Suppuration abondante, très louable; les compresses sont traversées par le pus. L'état général se maintient bon; appétit assez vif. Pouls à 74. (Même pansement, même régime, infusion de quinquina.)

23. La nuit a été excellente; le malade, suivant son expression, a dormi comme un enfant. Douleurs nulles. Pouls à 65. Le pus s'écoule en grande quantité; il offre la coloration bleuâtre si fréquente dans les hôpitaux.

25. L'excitation des premiers jours a reparu; le facies est

pâle, tiré; les yeux brillants, la langue sèche. L'état local n'offre rien qui puisse rendre compte de cette modification de l'état général. Pas de douleurs; suppuration très abondante et fort louable; l'aspect de la plaie est satifaisant; elle bourgeonne et a pris dans toute son étendue une coloration rosée. (Potion avec musc, 10 centigrammes.)

26. Le malade a eu dans la nuit un frisson qui a duré quelques minutes. A la visite, le pouls est à 100. Il accuse un peu de céphalalgie. Rien de nouveau dans l'état local. (Potion au sulfate de quinine, 1 gramme.)

27. Le frisson ne s'est pas reproduit. Le pus, très abondant, s'écoule avec facilité; la plaie est rosée et bourgeonnante. Il existe à la partie externe du bras, dans un point assez limité, de la rougeur et de la tuméfaction, s'accompagnant de douleurs. Ces signes précurseurs de la formation d'un abcès suffirent pour rendre compte du frisson de la veille. La potion au sulfate de quinine est continuée.

28. Nuit bonne.

Pansement. — La rougeur et la tuméfaction que présentait le bras ont diminué. La suppuration est moins abondante. Pouls à 85.

30. La diminution de la suppuration est plus marquée; l'aspect de la plaie est blafard; les bourgeons sont comme gélatineux. Pouls à 100. (Même potion.)

31. Le malade a eu le cauchemar toute la nuit. Il est inquiet, agité. Le pouls est à 120. La suppuration est de moins en moins abondante; le peu de pus qui s'écoule est mêlé de sang. Cependant, les phénomènes généraux sont en somme favorables; l'appétit est bon.

1er novembre. Nuit très bonne; le malade est redevenu calme. Pouls à 80.

Pansement. — La suppuration est un peu augmentée, mais la plaie offre un aspect grisâtre. On la badigeonne avec du jus de citron.

3. La suppuration, de nouveau très abondante, a repris son aspect louable; la plaie commence à se combler.

Le fragment inférieur du cubitus bourgeonne, sauf en un point, qui est menacé d'exfoliation. (Pansement au vin aromatique.)

Du 5 au 13, ces pansements s'effectuent chaque jour.

13. La partie supérieure de l'avant-bras est rouge et tuméfiée ; la pression exercée en ce point fait écouler par la peau une certaine quantité de pus, qui stagne dans ce foyer accessoire. Pour parer à cet inconvénient, qui pourrait devenir un danger, on pratique une contre-ouverture.

14. La nuit s'est passée sans sommeil, mais aussi sans douleurs. La suppuration est considérable, et, grâce à la contre-ouverture, elle s'écoule aisément au dehors. La plaie offre un meilleur aspect, ses bords tendent à se mettre au niveau des parties voisines. Le fragment inférieur du cubitus ne peut plus être aperçu.

16. Le malade se lève pour la première fois.

26. La suppuration étant tarie et la plaie en partie comblée, on fait de l'occlusion avec de la toile-dieu. Le malade peut déjà fléchir les quatre premiers doigts ; le petit doigt continue à être privé de mouvement, il est également insensible.

Le malade sort le 27 novembre.

Revu au mois de juin 1870, il se sert de sa main droite aussi bien que de celle du côté opposé ; il a même pu reprendre ses habitudes de chasse. Il raconte que, vers le mois d'avril, il s'est formé, au niveau de la cicatrice, un petit abcès dont l'ouverture a été suivie de l'élimination d'un très petit séquestre. C'est là le seul accident qui ait troublé la convalescence.

Voilà donc un nouveau fait à mettre à l'actif déjà si riche de la chirurgie conservatrice. Une plaie par arme à feu siégeant à l'avant-bras, s'accompagnant de désordres considérables des parties molles, de fracture comminutive, de lésions de vaisseaux et de nerfs importants, a pu guérir sans provoquer chez le malade des phénomènes généraux inquiétants, et surtout sans le condamner à un séjour trop prolongé dans nos salles. Malgré l'étendue de la surface suppurante, malgré la disposition de la plaie rendant inévitable, dans une certaine limite, la stagnation des produits inflammatoires, l'état général n'a pas faibli un instant ; aucun phénomène d'infection purulente ou putride ne s'est montré. Nous n'avons pas eu davantage à combattre ces fusées purulentes, ces abcès circonvoisins qu'affectent de craindre si fort les détracteurs des conservations chirurgicales.

Enfin, une complication fréquente des plaies par armes à feu, complication qui, d'après Roux (de Toulon), se produit fatalement toutes les fois qu'un os a été fracturé par les projectiles de guerre, l'*ostéomyélite*, a également fait défaut.

Une marche aussi simple, dans un traumatisme aussi grave, peut d'autant plus surprendre que l'amputation trouvait presque, dans ce cas, une indication classique. Faure, Lecomte, n'eussent point hésité à recourir au couteau, et si les auteurs du *Compendium*, celui de l'article *Amputation* du nouveau *Dictionnaire pratique*, et M. Legouest, proclament la moindre gravité des traumatismes du membre supérieur, ils ne mettent pas moins au premier rang des indications de l'amputation les cas où une fracture comminutive s'accompagne de lésions des gros troncs vasculaires et nerveux, ainsi que de désordres étendus des parties molles. Or, chez notre malade, ces diverses conditions se trouvaient remplies au plus haut degré. Les désordres des tissus étaient même si considérables, que je pus recueillir plusieurs fois l'expression des craintes que l'on avait de ne jamais voir se combler une telle perte de substance. Mais on sait aujourd'hui combien les faits sont en désaccord avec ce que l'on est convenu d'appeler l'*indication classique*, et M. Legouest est obligé de reconnaître que, même dans les cas qu'il indique, il est à peu près impossible de donner une règle dont on n'ait jamais à se départir. C'est au tact clinique du chirurgien qu'il est réservé d'opter pour tel ou tel moyen.

Ces tendances conservatrices se sont montrées de tout temps.

Sans remonter plus haut dans l'histoire de l'Académie royale de Chirurgie, nous voyons cette illustre assemblée poser, en 1755, la question de savoir s'il vaut mieux amputer dans les traumatismes ou s'abstenir de le faire. Peu de temps après le triomphe des idées de Boucher, partisan de la conservation, Bilguer, invoquant les résultats désastreux des amputations pratiquées pendant la guerre de sept ans, demanda si ces opérations ne devaient pas être en quelque sorte abandonnées. Traduit par Tissot, l'ouvrage du chirurgien allemand opéra, malgré les attaques de Lamartinière, une véritable révolution dans la chirurgie des armées; mais comme il arrive toujours, Bilguer eut des partisans qui exagérèrent les tendances du maître. Une réaction devint alors inévitable : on reprocha à la méthode conservatrice la longueur de son traitement, « pendant lequel, dit John Bell, dans son *Traité des plaies,* surviennent inévitablement des accès de fièvre hectique, des diarrhées, des altérations diverses de la suppuration, et qui n'a d'autre mérite que de conserver des membres difformes et plutôt nuisibles qu'utiles. » Larrey s'appuya sur ses succès extraordinaires pour préconiser ce que l'on a pu appeler, à juste titre, la chirurgie au couteau (il pensait, en effet, avoir sauvé les trois quarts de ses amputés), et cependant on trouve çà et là, dans ses ouvrages, des restrictions qui montrent combien avait été profonde l'impression faite sur les esprits par les succès incontestables de Bilguer.

Malgré ces succès prouvant surabondamment que des lésions généralement considérées comme nécessitant l'amputation pouvaient guérir sans elle; malgré le dire de Richerand, auquel vingt années de pratique avaient appris toute la gravité des opérations traumatiques, les cas douteux étaient, sauf de rares exceptions, traités par l'amputation du membre. La clinique en était là quand, en 1848, deux chirurgiens des plus autorisés vinrent à la tribune de l'Académie de Médecine battre en brèche les doctrines régnantes et ébranler la confiance des chirurgiens dans la valeur des amputations. — « Plus je vieillis, dit Velpeau, et moins j'ampute. » — « Si j'avais la cuisse cassée par un coup de feu, s'écria Malgaigne, je ne me laisserais pas amputer. »

L'impulsion vers la chirurgie conservatrice était donnée. Decaisne lisait bientôt devant l'Académie royale de Belgique un Mémoire sur les moyens thérapeutiques propres à éviter les amputations; Alquié (de Montpellier) faisait paraître, en 1850, son livre, *de la Chirurgie conservatrice;* et, à cette même époque, Seutin et Crocq, ayant pour adversaires Soupart et Michaux, proscrivaient les amputations dans le plus grand nombre de cas. Plus près de nous, M. Legouest, examinant les résultats généraux des amputations, s'exprime en ces termes : « Dans l'état actuel de la chirurgie, il est encore impossible d'affirmer que l'amputation est généralement plus grave que le traitement sans mutilation; il est permis néanmoins de penser qu'il en est ainsi dans la plupart des cas douteux, puisque, pour ceux-là même qui ont été longtemps regardés comme nécessitant toujours l'amputation, l'observation et la statistique ont démontré le contraire. »

Avec de telles autorités, je pouvais dans ce cas, comme dans tant d'autres, songer à tenter la conservation.

C'était là, d'ailleurs, une temporisation armée, et le faible avantage des amputations primitives de l'avant-bras sur les amputations consécutives (7,27 0/0) n'autorisait pas à priver le malade des chances qu'il pouvait avoir de garder un membre aussi utile.

La conservation résolue, restait le traitement à instituer pour la mener à bonne fin.

Il ne pouvait être question du débridement préventif, destiné par les anciens auteurs à prévenir l'étranglement. Violemment attaqué par Baudens en 1848, il est condamné par la plupart des chirurgiens militaires. C'est en vain que Bégin, à l'Académie, et Lustreman, dans les recueils de chirurgie militaire, ont soutenu une opinion mixte consistant à inciser seulement les plaies susceptibles d'étranglement : le débridement préventif est aujourd'hui banni de la pratique.

Il ne faudrait pas, en effet, confondre avec lui les incisions nécessitées par l'extraction des esquilles. Celle-ci est de règle, et l'emploi du bistouri dans ce but est fort légitime.

Si Jobert a pu dire à l'Académie qu'il n'ôterait jamais les esquilles et ne toucherait jamais aux ouvertures qui leur livrent passage, la question n'en est pas moins absolument résolue dans le sens opposé. Tous les chirurgiens d'armée sont d'avis d'enlever au moins les esquilles libres; quelques-uns, il est vrai, veulent, avec Larrey, qu'on respecte celles qui sont adhérentes; mais l'opinion contraire, soutenue par Roux, Baudens et Bégin, a prévalu. « Qu'elles soient détachées ou non, peu importe, dit Baudens, les esquilles doivent être retirées. Non-seulement elles doivent être retirées à l'instant même, mais encore il faut quelquefois réséquer les angles des fragments. » Cette pratique, en tant qu'extraction des esquilles adhérentes, a été suivie dans le cas actuel, et l'absence de trajet fistuleux, après la cicatrice de la plaie, complication si fréquente des fractures par arme à feu, a prouvé toute son efficacité.

La plaie, débarrassée ainsi de tout corps étranger, fut, nous l'avons dit, pansée à l'eau; mais à aucun moment on ne songea à employer l'irrigation continue.

J'ai déjà développé les arguments qui me font repousser d'une manière générale l'emploi de ce moyen, je n'y reviendrai donc pas.

Écrasement du pied. — Fracture des quatre premiers méta-tarsiens. — Immobilisation. — Guérison.

Jeanne Néris, âgée de douze ans, est apportée le 13 mai 1869 à l'hôpital, vers deux heures de l'après-midi; on la place au lit 8 de la salle 5. Elle raconte que, se trouvant à jouer dans la rue, elle a été renversée par une voiture dont la roue lui a passé sur le pied gauche.

Examiné à l'entrée, le membre blessé présente l'état suivant : on constate une tuméfaction considérable du pied, dont les téguments de la face dorsale ont pris une coloration violacée, due à un épanchement sanguin considérable. La palpation, exercée au niveau des métatarsiens, permet de reconnaître une fracture des quatre premiers de ces os. Les articulations du tarse sont disjointes; les os, privés de leurs moyens d'attache ordinaires, jouent les uns sur les autres à la façon de *noix enfermées dans un sac.* Ces manœuvres sont, du reste, fort douloureuses. M. Dudon, chef interne, fait immédiatement commencer l'irrigation continue. *Celle-ci fut suspendue dès le lendemain matin.* Il me suffit de rappeler l'opinion que j'ai formulée précédemment, au sujet de l'irrigation continue, pour faire comprendre les motifs de cette ligne de conduite.

À la visite de ce jour, le pied est toujours tuméfié; la teinte violacée des téguments est plus marquée, des mâchures livides annoncent un sphacèle prochain. La malade a peu souffert dans la nuit, mais les investigations s'accompagnent toujours de très vives douleurs. (Pansement avec eau-de-vie camphrée et glycérine.)

15. La tuméfaction du pied n'a point diminué, et les douleurs éprouvées par la malade conservent leur intensité. Pouls à 120.

16. Les mâchures que l'on avait remarquées dans les téguments sont devenues de véritables eschares, destinées à s'éliminer par la suppuration qui commence à s'établir sur quelques points. Pouls à 125. (Cataplasmes de riz.)

17. Pas d'amélioration dans l'état local. La malade, qui est d'une constitution sèche et nerveuse, a eu quelques hallucinations pendant la nuit et à plusieurs moments de la journée. Pouls à 104.

18. Les eschares se sont éliminées; la suppuration est abondante; la partie inférieure de la jambe est le siège d'une rougeur qui fait craindre de ce côté une complication phleg-moneuse.

L'état général est assez inquiétant; la petite malade a déliré dans la nuit, et sa physionomie présente encore un caractère d'égarement. Pouls à 100. L'opportunité de l'am-putation fut alors discutée; je la repoussai avec énergie, bien décidé à n'y recourir qu'à la dernière extrémité. (Potion avec musc, 20 centig. Même pansement.)

19. La rougeur de la partie inférieure de la jambe a disparu. Par suite de l'élimination des eschares et de la destruction, par la suppuration, des îlots de peau qui les séparaient, la face dorsale du pied ne présente plus qu'une large surface suppurante, interrompue, çà et là, par des ori-fices donnant issue au pus qui s'est formé plus profondément. (Même potion, même pansement.)

20. Suppuration abondante; la pression exercée sur la face plantaire et sur les parties latérales du pied fait sourdre une quantité énorme de pus qui indique l'existence d'une collection profonde. Je me décidai alors à placer deux drains allant de la face dorsale à la face plantaire du pied, de manière à empêcher la stagnation des produits inflamma-toires. Le délire, qui s'était momentanément calmé, a reparu; toutefois, ce que nous avons dit du tempérament de la malade permet de croire à un de ces délires sans gravité, que provoquent, chez certains enfants, les affections même légères, et de ne point attribuer une importance excessive à la considération de l'état général. Pouls à 100. (Potion au musc. Même pansement.)

21. *Pansement.* — La suppuration s'écoule facilement par le drain. Les accidents inflammatoires sont parfaitement localisés dans le pied. Le délire continue, et, à plusieurs reprises, l'enfant a été en proie à des hallucinations. (Même potion; on y ajoute 10 centig. d'extrait thébaïque.)

22. *Pansement.* — Rien de nouveau dans l'état local. La malade a un peu dormi; elle n'a pas déliré, et à la suite elle répond nettement aux questions qu'on lui pose. (La potion est continuée.)

23. *Pansement.* — Pouls à 90.

24. *Pansement.* — Le délire n'a pas reparu; cependant, on continue la potion.

25. La suppuration, toujours abondante, trouve par les deux drains une issue facile. Le pied a diminué de volume. L'enfant est calme, son facies est meilleur. Pouls à 92. (Même pansement ce jour et les suivants.)

2 juin. *Pansement.* — On place le pied dans une gouttière pour en assurer la rectitude. L'état général de la malade continue à être bon.

A partir de ce moment, les accidents inflammatoires perdent de leur intensité; la suppuration, après être demeurée très abondante pendant quelque temps encore, diminue peu à peu, ce qui permet d'enlever les drains le 20 juin. Ce même jour, on supprime les cataplasmes, que l'on remplace par des pansements à la charpie imbibée d'eau-de-vie camphrée et de glycérine. La palpation, que l'on n'avait point exercée depuis les premiers moments où elle était nécessaire pour mesurer l'étendue du mal, permet alors de reconnaître que les os fracturés se sont consolidés, et que le tarse a recouvré sa solidité ordinaire.

Sous l'influence des pansements alcoolifiés, la plaie si étendue qui existait à la face dorsale du pied ne tarde pas à entrer en voie de cicatrisation. Celle-ci n'est complète que le 4 août.

La malade demeure encore quelques jours dans le service, et sort le 27 août.

A sa sortie, le pied a recouvré sa forme normale. Sans la cicatrice de la plaie de la face dorsale et celle des orifices qui donnaient passage aux drains, il serait impossible de soupçonner les désordres que cet organe a présentés. La consolidation des métatarsiens fracturés est parfaite. Quant aux os du tarse, ils sont comme soudés entre eux.

Cette observation peut compter à bon droit parmi les plus beaux faits dont la chirurgie conservatrice ait à s'enorgueillir. Elle prouve combien le chirurgien doit être, en toutes circonstances, réservé sur la question de l'amputation, ressource suprême et terrible, à l'aide de laquelle il peut, dans quelques cas désespérés, tenter de conserver la vie.

L'indication paraissait formelle; l'étendue des lésions locales eût justifié une amputation immédiate, et nous avons vu que plus tard, en présence des phénomènes nerveux offerts par la malade, l'opportunité de l'amputation secondaire fut mise en discussion.

Mais on connaît aujourd'hui les résultats fournis par l'amputation traumatique.

L'expérience clinique a fait justice des idées de Roux et de son école, et montre que, dans les cas semblables au nôtre, l'amputation, traumatisme nouveau et plus considérable ajouté au premier, a plus souvent causé la mort que les désordres mêmes qui l'avaient fait juger nécessaire.

Déjà, en 1821, Richerand, agitant cette question à propos du traitement des complications des fractures, écrivait : « Placé à la tête de l'hôpital de Paris où l'on pratique le plus d'amputations, en ayant fait pour ma part près d'un millier depuis vingt années, *j'ai perdu le plus grand nombre des malades amputés par suite d'une fracture compliquée.* » Malgaigne, pendant la campagne de Pologne de 1831, ne vit pas guérir un seul amputé du membre inférieur. « Après l'amputation traumatique de la jambe, dit-il, dans son *Traité des fractures et des luxations,* la mortalité est énorme, et avec la meilleure chance le membre est encore perdu. » En présence de semblables affirmations, en présence de nombreux faits de conservation réunis par Alquié, Hutin, Crocq, Seutin, Chassaignac, l'amputation ne rencontre que des applications fort restreintes. Elle n'en devait point trouver dans notre cas. Je reviendrai bientôt sur ce point.

La conservation fut donc tentée; or, parmi les moyens dont dispose la chirurgie conservatrice, il en est un qui se

présenta immédiatement à l'esprit de M. le Dr Dudon qui
vit la malade avant moi : c'est l'*irrigation continue*.

L'irrigation continue fut installée. Mais on sait, d'après
ce qui a été dit au début de cette observation, que, dès le
lendemain, je la fis suspendre. Je ne veux pas rappeler les
arguments contre l'irrigation continue, que j'ai déjà longuement développés. Adversaire très résolu de cette méthode dans tous les cas, en général, je devais l'être bien
davantage encore dans le cas présent.

En effet, l'état de la lésion locale constituait, même pour
les partisans de l'irrigation, une contre-indication sur l'importance de laquelle a insisté Richet : « Le plus ordinairement, dit-il, lorsqu'on applique les réfrigérants, c'est pour
une lésion traumatique et avant que l'inflammation ait eu
le temps de se développer; en sorte que la partie malade,
dépourvue d'un puissant préservatif, se trouve, sous ce
point de vue, dans les mêmes conditions que les parties
saines; que dis-je? dans les mêmes conditions; dans des
conditions bien plus défavorables, puisque les tissus sont
souvent frappés d'une stupeur locale qui, à elle seule, suffit
quelquefois pour les mortifier, et que, en outre, la rupture
des vaisseaux, les épanchements sanguins, doivent diminuer
la résistance vitale et la puissance de calorification. » Ainsi,
théoriquement, l'irrigation continue doit être repoussée dans
de semblables circonstances. De nombreux insuccès ont
montré que la clinique était d'accord sur ce point avec les
données théoriques.

C'est dans le cas de traumatisme des extrémités, où la
circulation est plus lente, que la gangrène survient le plus
souvent à la suite des irrigations. Bérard dit même ne l'avoir
rencontrée que dans ce cas.

Pour toutes ces raisons, les irrigations continues furent
remplacées, chez notre malade, par un arrosage intermittent

d'eau-de-vie camphrée mélangée d'eau, liquide dont les propriétés résolutives et stimulantes étaient éminemment propres à remplir les conditions exigées par l'état local. Cet arrosage avait en même temps pour but de s'opposer, en rafraîchissant les pansements, à une douleur trop vive.

Ainsi abandonné à l'action de la nature dont je me contentai de surveiller et de favoriser les efforts, le pied blessé devint le siége d'une suppuration abondante. Cette suppuration, siégeant profondément dans l'épaisseur du membre, pouvait, si on n'avait donné aux produits inflammatoires un écoulement facile, fuser dans la jambe et y déterminer de graves accidents. La méthode du drainage, imaginée par Chassagnac, est venue à notre aide. Grâce à son emploi, on a pu prévenir les inconvénients et les dangers de la rétention du pus, dont le séjour prolongé eût pu arrêter la consolidation et déterminer la nécrose des os fracturés.

Écrasement du pied. — Fracture multiple du calcanéum. — Guérison.

Mutel (Charles), âgé de vingt-un ans, marin, entre le 14 juin 1870 à l'hôpital Saint-André, où il est placé dans mon service (salle des payants).

Interrogé sur la cause du traumatisme qu'il présente, il raconte qu'il a eu, quatre heures avant son entrée, le pied droit pris entre la barre du cabestan et une grosse pièce de bois tombant d'une certaine hauteur.

Voici l'état dans lequel se présente le membre blessé.

Il existe, à la partie extérieure et postérieure du pied, une plaie considérable qui se prolonge dans la région plantaire, où apparaît, resplendissante et nacrée, l'aponévrose du même nom. La face interne du pied est, au même niveau, le siége d'une plaie qui remonte sur la partie latérale interne du talon. Celui-ci paraît littéralement écrasé. La palpation, en ce point, donne la sensation d'aiguilles nombreuses.

Quelques fragments osseux, appartenant sans nul doute au calcanéum, font issue par la plaie externe, dans laquelle sont demeurés quelques éclats de bois.

L'hémorrhagie est assez considérable.

On débarrasse la plaie des corps étrangers qu'elle présente, sans pouvoir découvrir le vaisseau qui donne lieu à l'écoulement sanguin. Pansement à plat avec charpie imbibée d'eau fraîche. Le membre est mis dans une gouttière.

15 juin. Les pièces du pansement sont tachées de sang, mais l'hémorrhagie est arrêtée.

Les plaies ont pris un aspect noirâtre, indice d'un sphacèle commençant. La partie inférieure de la jambe est le siége d'une rougeur légère ; mais la douleur est modérée, et la pression exercée au niveau de l'articulation tibio-tarsienne est facilement supportée par le malade.

Le doigt, introduit par la plaie, arrive dans une cavité résultant de l'extraction d'une portion du calcanéum. L'état général est assez bien ; la réaction s'est établie franchement; le pouls bat 100 pulsations.

Le malade dit avoir beaucoup souffert. Je prescris de maintenir sur les parties malades des compresses trempées dans un mélange de 500 grammes d'eau et 200 grammes d'arnica.

A trois heures, réaction très vive. Pouls à 140. Le malade est excité; il se plaint amèrement. La face est vultueuse. (Saignée de 500 grammes, qui fait descendre le pouls à 112.)

16. Nuit mauvaise; les souffrances ont empêché le malade de dormir.

La réaction est toujours très vive ; le pouls est à 120, plein; la langue noire, mais humide. Le soir, pouls à 110; douleurs moins vives.

Les compresses d'arnica sont continuées.

17. La nuit a été meilleure; le malade a pris quelques heures de sommeil.

La fièvre est moins intense; le pouls est à 110; la face un peu pâle; la soif modérée.

Pansement. — Les plaies continuent à présenter un aspect noirâtre ; des lambeaux de tissus sphacélés pendent çà et là; cependant les effets de la contusion semblent se limiter à la moitié postérieure du pied.

L'articulation tibio-tarsienne est indolente à la pression, la jambe a son aspect normal.

Le mélange d'arnica et d'eau qui servait à arroser le pansement est remplacé par de l'eau-de-vie camphrée. (Potion avec alcoolature d'aconit, 1 gramme; infusion de quinquina, deux tasses.)

Le soir, les douleurs sont redevenues très intenses. Pouls à 110. Le malade prend un potage et un peu de vin.

18. Le malade a beaucoup souffert pendant la nuit. A la visite, il se trouve mieux et déclare même sentir le besoin de repos. Pouls à 96. Appétit médiocre; langue noirâtre, un peu sèche. (Potage, vin vieux; potion calmante pour la nuit.)

19. La nuit a été agitée; le malade a eu le cauchemar, il est encore sous le coup de cette excitation. La douleur s'est un peu calmée, le pouls est à 100.

Pansement. — Même aspect des plaies; le doigt, introduit dans la solution de continuité, arrive sur une portion d'os dénudée appartenant au calcanéum. (Même régime.)

Soir. Le malade est plus calme; toutefois, il revient avec complaisance sur les hallucinations de la nuit. Pouls à 90.

20. Le calme renaît; le malade se trouve beaucoup mieux; il n'éprouve, dit-il, presque plus de douleurs. Pouls à 108.

21. Nuit très bonne; douleurs légères.

Pansement. — La suppuration commence à s'établir. J'enlève de nombreux lambeaux de tissus sphacélés. La peau et les parties molles du talon sont le siége d'une mortification qui se limite à cette région. Le coude-pied et la jambe sont exempts de tout accident inflammatoire. (Même régime.)

23. L'état général est satisfaisant; l'appétit se relève, le mouvement fébrile se maintient dans une limite convenable et favorable.

Pansement. — Suppuration abondante et de bonne nature; les tissus mortifiés sont en voie d'élimination.

Les douleurs sont modérées et les nuits très calmes.

Les pansements peuvent, dès lors, être un peu éloignés. Au pansement suivant, qui a lieu le 28 juin, toutes les parties molles du talon se détachent; la grosse apophyse du calcanéum paraît à nu.

1er juillet. Les deux plaies, par le sphacèle des tissus qui les séparaient, se sont réunies en une même solution de continuité qui comprend la moitié postérieure du pied. Celle-ci est bourgeonnante et a un aspect rosé. La portion dénudée du calcanéum est en travail d'exfoliation.

La suppuration est abondante et de bonne nature. L'état général se maintient; le malade mange avec appétit; le pouls est normal.

À partir de ce moment, l'histoire de notre malade n'offre plus aucun incident qui mérite d'être signalé. Les pansements ne s'effectuent que tous les six ou huit jours. La suppuration ne tarde pas à devenir moindre. Le calcanéum se nécrose dans une certaine étendue, et l'exfoliation des parties frappées de mort est suivie du bourgeonnement du reste de l'os.

Le travail de réparation marche d'abord avec une assez grande rapidité; mais quand il ne reste plus que le talon à cicatriser, les bourgeons charnus deviennent fongueux, vasculaires; ils saignent au moindre contact; la cicatrisation semble s'arrêter, et des mois se passent sans amener une diminution notable de la solution de continuité.

Cependant, l'état général est des plus satisfaisants; le malade a repris l'appétit; il engraisse notablement. Il se lève le 8 septembre pour la première fois, et peut, avec des crosses, marcher dans le couloir et visiter les chambres voisines.

Dans le courant du mois de décembre, les douleurs reparaissent: deux petits abcès se forment à la partie interne de la région dorsale du pied. Ces abcès sont ouverts avec le bistouri, et leurs ouvertures, demeurées fistuleuses, donnent issue à deux fragments osseux nécrosés qui, réunis à ceux enlevés au moment même de l'accident, forment la *moitié antérieure* du calcanéum.

La cicatrisation se faisant attendre, le malade, d'après mon conseil, sort le 12 mars 1871.

Voici l'état dans lequel se trouvait, à cette époque, le membre blessé :

Le pied est étendu sur la jambe, par suite de cette position vicieuse à laquelle il avait été impossible de remédier dans le cours du traitement, à cause des douleurs que provoquait toute tentative de ce genre; la région tarsienne est un peu raccourcie, en même temps qu'elle a gagné en hauteur. La pression n'est douloureuse en aucun point. L'articulation tibio-tarsienne est libre et joue assez aisément, malgré le repos prolongé auquel elle a été condamnée.

Il existe, au niveau du talon, une plaie elliptique mesurant 7 centimètres dans son plus grand diamètre, et couverte de bourgeons fongueux et saignants.

Le malade, parti pour Dieppe, devait y prendre des bains de mer.

Il donnait, à la date du 8 août, les renseignements suivants sur son état :

La plaie du talon est cicatrisée; le pied s'est redressé en partie, de manière à permettre la marche à l'aide d'une chaussure munie d'un talon élevé. La marche, encore pénible, peut cependant s'effectuer à l'aide d'une canne, et tout fait espérer que d'ici peu tout secours étranger sera inutile.

L'observation que nous venons de lire a reçu trop de développements pour que nous nous croyions autorisé à insister sur l'importance qui en fait un des cas les plus remarquables de chirurgie conservatrice.

Quand le malade fut apporté à l'hôpital, la conservation du membre ne fut tentée que provisoirement; car M. le Dr Dudon qui le vit le premier, et tous ceux qui l'examinèrent avec lui, restèrent convaincus que les délabrements des tissus mous atteints par le corps vulnérant, l'aspect des parties voisines, l'état des os et des articulations, enfin l'existence d'une hémorrhagie qui pouvait devenir inquiétante, rendaient indispensable l'amputation immédiate.

Tel ne fut pas mon avis. J'annonçai, au contraire, très résolûment que, malgré la gravité, l'étendue et la profondeur du traumatisme, je ne recourrais pas à une opération décisive, suivant, dans ce cas, comme dans tous ceux qui précèdent, la ligne de conduite qui est devenue la règle de toute ma pratique chirurgicale : «tenter toujours la conservation.»

Le résultat m'a donné raison.

Enregistrer de pareils faits me paraît chose utile et propre
à encourager le clinicien dans cette voie de la conservation,
où tend à s'engager de plus en plus la chirurgie de notre
époque.

En agissant ainsi, je ne fis que répondre au vœu for-
mulé en 1860, au sein de la Société de Chirurgie, par mon
collègue et ami le professeur Verneuil.

Soutenant les idées de M. Chassaignac, et faisant avec lui
le procès de la chirurgie conservatrice, Verneuil s'adressait
à tous les chirurgiens, afin d'en obtenir le relevé des faits
propres à élucider la question, qu'ils avaient pu observer,
soit en ville, soit dans les hôpitaux. Son observation person-
nelle l'amenait, alors, à conclure que la chirurgie conservatrice n'était qu'*exceptionnellement avantageuse*. Aux faits
qui lui étaient opposés, il répondait que l'on s'empressait de
publier les succès, négligeant les cas défavorables, objection
sur laquelle insista plus tard et fort longuement M. Legouest
dans son article *Amputation*, du *Dictionnaire encyclopé-
dique*. M. Adolphe Richard opposait aux faits de M. Verneuil
un nombre égal de faits heureux, et s'appuyait sur ce
résultat pour faire de la conservation la règle de conduite
qui devait, dans la plupart des cas, être adoptée au début.
Je dis au début, car, pas plus dans la pensée de M. Richard
que dans celle de tout autre partisan de la conservation,
celle-ci n'exclut, à un moment donné, et quand la nécessité
en est démontrée, l'emploi de l'instrument tranchant.

La différence des résultats observés par MM. Verneuil et
Richard tient-elle uniquement à ce que l'on pourrait appeler
des différences de séries? ou, au contraire, peut-on trouver
dans le traitement adopté la raison du succès dans un cas,
de l'insuccès dans l'autre? C'est cette dernière hypothèse qui
nous paraît devoir être acceptée.

Tout d'abord, faisons remarquer que les deux séries de
faits semblent calquées l'une sur l'autre : des accidents
de même nature, reconnaissant la même cause, occupant
le même siége. La gravité devait donc être égale et le pronostic identique.

Mais une circonstance nous frappe dans les trois cas
rapportés par M. Verneuil : les malades sont soumis à l'irrigation continue.

Dans les cas de M. Richard, au contraire, on fait de la
conservation pure et simple et *sans irrigation;* c'est là une
différence capitale, qui, selon nous, explique suffisamment
la différence des résultats obtenus.

L'histoire des malades de M. Verneuil peut se résumer
ainsi : soumis quelques heures après l'accident à l'irrigation
continue, ils ne présentent dans les premiers jours aucun
phénomène inquiétant; leur état donne des espérances;
tout à coup, vers le septième ou le huitième jour, la suppuration s'établit avec abondance, des abcès circonvoisins se
produisent, des fusées purulentes dissèquent au loin les
masses musculaires, et les malades meurent d'infection
putride et d'épuisement.

Dans l'un des cas, la gangrène se produisit, et l'amputation devint alors une ressource extrême qui ne put arracher
le malade à la mort.

Chose plus remarquable! M. Verneuil, répondant à
M. Richard, apporte des faits dans lesquels la conservation paraissait avoir donné un résultat favorable : chez
deux malades sur trois, la guérison avait été obtenue. Or,
chez le malade qui mourut, toujours par le fait de l'infection
putride due à la stagnation d'un pus abondamment sécrété,
l'irrigation avait été employée. Les deux autres, ainsi que
ceux de M. Richard, n'avaient point été soumis à ce traitement.

Les faits inédits ne nous manqueraient pas pour soutenir
notre opinion, mais cette énumération nous entraînerait
dans de trop longs développements.

Pour ne parler que de ceux déjà connus, qu'il me suffise
de citer le Mémoire si intéressant publié par les chefs de
l'Ambulance girondine, les docteurs Lande et Demons. On
y verra l'irrigation formellement proscrite, et la conservation, *tentée simplement et sans le secours de l'eau froide,*
donner les résultats les plus inattendus et mettre à l'abri
du cortége de phénomènes de purulence, sur lesquels nous
ne saurions assez insister.

Le cas de notre malade n'est pas un des moins intéressants à mettre au crédit de la conservation pure et simple.
Avec les délabrements que présentait le pied blessé, ne
devait-on pas s'attendre, d'après les idées reçues, à une
réaction terrible? L'eau froide, cet antiphlogistique par
excellence, ne semblait-elle pas trouver une indication formelle? Et cependant, malgré l'oubli de ce moyen, ou plutôt,
grâce à cet oubli, le malade a guéri et a pu conserver un
membre qui lui sera d'un grand secours. C'eût été là, dans
le cas où le résultat eût été le même, ce que nous contestons
pour notre compte, un beau fait en faveur de l'irrigation, *et
on n'eût pas manqué de lui attribuer la bénignité de la
marche de la maladie.*

*Fracture de jambe par cause directe. — Gangrène limitée.
— Ouverture consécutive de l'articulation tibio-tarsienne.—
Délire nerveux. — Guérison.*

Thomas (François), charretier, âgé de trente-sept ans, entre
le 21 mai 1870 à l'hôpital Saint-André, où il est placé
salle 10, lit 15).

Se trouvant pris de boisson, il a été renversé par sa charrette, dont une roue lui a passé sur la jambe gauche. A son

arrivée à l'hôpital, le membre blessé présente l'état suivant : le pied, très mobile, est légèrement renversé en dehors; les téguments offrent uniformément une teinte violacée; sur plusieurs points, on remarque déjà des phlyctènes remplis d'un liquide séro-sanguinolent. La palpation, exercée au niveau de la face externe du membre, permet de reconnaître une fracture sus-malléolaire du péroné; la mobilité du pied démontre que le tibia participe à ces désordres et est aussi fracturé. Le coude-pied est, du reste, le siége d'un gonflement assez notable pour empêcher de se rendre un compte bien exact de l'étendue des lésions.

Le malade est petit, d'une constitution sèche et nerveuse; le tremblement de ses lèvres, l'état d'excitation dans lequel il se trouve, indiquent suffisamment ses habitudes d'ivresse.

La réduction de la fracture est obtenue sans difficultés; on immobilise le membre dans une gouttière métallique. Les phlyctènes sont ouverts. (Potion avec extrait thébaïque.)

22. L'agitation s'est prononcée pendant la nuit; le malade a voulu se lever, il a défait son appareil.

Au moment de la visite, il est encore fort excité; il parle beaucoup et d'une voix sèche, entrecoupée. Ses yeux, vifs et brillants, contrastent singulièrement avec l'expression générale de sa physionomie, qui est anxieuse. Le pouls est à 72. Les téguments de la face dorsale externe du pied offrent un aspect parcheminé, indice d'un sphacèle superficiel. Au niveau de la malléole externe, il existe une plaque de sphacèle assez étendue. L'articulation n'est que modérément gonflée; elle est peu douloureuse. (Cataplasmes émollients.)

Pour modifier l'état nerveux, on prescrit une potion avec extrait thébaïque, 0gr20, et musc, 0gr05; on donne, en outre, 400 grammes de vin.

La fin de la journée est assez calme, ainsi que le commencement de la nuit; mais vers le matin du 23, l'agitation est à son comble; le malade crie, chante, il se redresse sur son séant, cherche à se lever, et commande ses chevaux à grands cris.

Cette agitation persiste à la visite; le pouls, un peu plus lent, bat 70; les muscles de la face sont animés de petits mouvements convulsifs. Le coude-pied a un peu diminué de volume; la mortification s'est limitée, et le moment de la séparation des tissus paraît proche. Le malade n'accuse aucune douleur; le pansement ne peut l'arracher à sa sinistre gaieté. (Potion avec extrait thébaïque, 0gr20, et musc, 0gr20.) Le malade prend dans la journée deux potages et un peu de vin.

24. Les eschares sont tombées; il existe à la partie externe de la face dorsale du pied une plaie étendue, à la surface de laquelle on aperçoit les tendons des extenseurs mis à nu et une partie du muscle pédieux. L'articulation tibio-tarsienne est ouverte sur une étendue de 3 centimètres. Le gonflement est modéré; la pression ne paraît pas éveiller de douleurs.

Le délire continue avec la même intensité; on a été, dans la nuit, obligé d'employer la camisole de force. Le malade a maigri; ses yeux sont encavés, mais conservent leur éclat; la langue est sèche, la soif assez vive. Pouls à 65, assez vibrant. La plaie articulaire est pansée par occlusion, à l'aide de mousseline collodionnée. Le coude-pied est entouré de cataplasmes. (Même potion.)

Les phénomènes nerveux persistent les jours suivants, mais en perdant un peu de leur intensité. Cette amélioration est surtout manifeste la nuit.

26. Le malade a dormi deux heures; il est un peu plus calme ce matin.

28. La nuit a été entièrement bonne. A la visite, le malade est tranquille; il répond nettement aux questions qu'on lui pose. Le pouls s'est un peu relevé; il bat 90 pulsations. La potion calmante est supprimée.

Dans cet intervalle, la suppuration s'est établie et a achevé l'élimination des tissus sphacélés. L'inflammation est toujours très modérée. Les pansements s'effectuent avec de la charpie imbibée d'eau-de-vie camphrée. On ne touche pas la mousseline collodionnée.

29. Le délire a reparu après un début de nuit assez calme. Le malade est gai et très loquace.

30. Même état. Un calme relatif s'établit dans la nuit du 31; le 2 juin, il fait place à une agitation nouvelle.

Ce même jour, on procède au pansement, qui pour la première fois sera complet. Le collodion, détaché, laisse voir la plaie articulaire notablement rétrécie ; la suppuration est peu abondante et ne paraît point stagner dans la cavité articulaire. La plaie de la face dorsale est en plein bourgeonnement et offre le meilleur aspect. Le coude-pied a repris sensiblement son volume normal. On prescrit de nouveau la potion avec extrait thébaïque et musc.

4. Le délire s'est calmé ; le malade a dormi ; cependant, la parole est toujours brève, saccadée ; il accuse d'assez vives souffrances du côté du pied.

7. Nuit très calme.

Pansement. — Suppuration peu abondante et de bonne nature ; la plaie articulaire diminue chaque jour. On ouvre avec le bistouri un petit abcès qui s'est formé à la partie interne du coude-pied. (Nouvelle application de mousseline collodionnée.)

Le 16, le délire se montre pour la troisième fois. La nuit est fort agitée ; le malade pousse des cris ; il soutient une lutte imaginaire, puis se croit à la tête de son attelage. A la visite, nous le trouvons assis sur son séant, parlant beaucoup, ébauchant, par moment, un sourire grimaçant.

L'état local est excellent. (Potion au musc, 0^{gr}20 ; extrait thébaïque, 0^{gr}20.)

17. Même état général.

Pansement. — Le pertuis qui conduisait dans l'article est fermé. La plaie de la face dorsale est en grande voie de guérison.

Le délire, qui avait paru se calmer le 18, arrive à son summum le 22, pour faire bientôt place, d'une manière soudaine, à une sorte d'état *comateux,* d'où on ne tire le malade que difficilement et par des excitations répétées. A cet état succède enfin un calme réparateur, qui cette fois n'est troublé par aucun accident. La suppuration, de moins en moins abondante, ne tarde pas à se tarir ; la plaie de la face dorsale du pied se cicatrise, mais il n'en est pas de même de celle existant au niveau de la malléole externe. En ce point, la cicatrice adhérente à l'os s'ulcère plusieurs fois, et ces ulcérations retiennent assez longtemps le malade dans le service.

Thomas sort enfin, le 13 octobre, complètement guéri.

Dès le 13 août, il avait pu se livrer à la marche.

A la sortie, le coude-pied a sensiblement la même circonférence que celui du côté sain; il est le siège de légers mouvements de flexion. La marche est sûre et facile; elle s'effectue sans aucun secours étranger.

Fracture de la rotule. — Plaie du genou. — Guérison.

Michel, âgé de trente-deux ans, tailleur, d'une constitution sèche et nerveuse, entre le 18 septembre 1870 à l'hôpital Saint-André, salle 10, lit 26.

Au commencement de l'année, ce malade est resté plusieurs mois dans le service pour une fracture de la rotule, dont son indocilité a rendu la consolidation fort irrégulière. A sa sortie, il existait entre les deux fragments un écartement de 5 centimètres.

C'est la rupture du cal fibreux par lequel ils étaient réunis, qui oblige le malade à venir de nouveau réclamer nos soins. Seulement, la peau s'est déchirée du même coup, et cette complication a déterminé l'ouverture de l'articulation tibio-fémorale correspondante. L'accident est arrivé la veille de l'entrée, dans un faux pas que le malade a fait en arrière, et par suite de ses efforts pour ne pas tomber.

Voici l'état que présente le membre blessé : il existe à la partie antérieure du genou une plaie transversale mesurant 7 centimètres. Une sonde de femme, introduite par la solution de continuité, arrive aisément dans l'article, et l'index, suivant la même voie, reconnaît la partie antérieure des plateaux du tibia.

Cette manœuvre provoqua l'écoulement d'une petite quantité de liquide citrin et visqueux, qui est bien évidemment de la synovie.

Le fragment supérieur de la rotule, par suite de la rétraction des muscles qui s'y insèrent, est fortement attiré en haut; il a subi un mouvement de bascule par lequel sa face antérieure est devenue supérieure, et son bord inférieur regarde en avant.

De là une déformation notable du genou, dont le diamètre antéro-postérieur est augmenté.

9

Malgré la gravité d'une telle lésion, je tentai la conservation. Après avoir réuni la plaie par quatre points de fil métallique, je dispose au-devant plusieurs couches de mousseline collodionnée, de manière à obtenir une occlusion complète. Le membre est placé dans l'extension, que j'assure à l'aide d'une très longue et très large attelle postérieure.

19. La nuit a été bonne; le malade a dormi et n'a éprouvé aucune douleur. Pouls à 80.

20. Les douleurs se sont montrées pendant la nuit avec une grande vivacité; le malade n'a pu reposer. Pouls à 96.

La cuisse et la jambe n'offrent ni rougeur, ni tuméfaction; elles sont indolentes à la pression. (Même régime.)

21. Nuit bonne, malgré l'absence du sommeil; la douleur s'est calmée. Le malade se plaint d'être blessé par la partie supérieure de l'attelle.

22. Les douleurs sont devenues très vives; elles occupent tout le genou. Il est cependant impossible de constater dans les parties voisines de la plaie la moindre trace d'inflammation. Une diarrhée abondante s'est déclarée, contre laquelle on prescrit une potion avec sous-nitrate de bismuth, 4 gr., et laudanum, 10 gouttes.

25. Nuit très mauvaise; le malade n'a pu dormir, à cause de l'intensité des douleurs. Celles-ci sont surtout marquées au niveau de la cuisse, qui, dans sa partie externe, est rouge et tuméfiée. Les ganglions de l'aine sont normaux.

Pansement. — La suppuration, abondante et bien liée, s'écoule aisément par les bords de la cuirasse collodionnée qui défend la plaie. Pas d'accidents du côté de la jambe.

L'état général se maintient, l'appétit est bon, la diarrhée a cessé. Pouls à 88. (Application de huit sangsues sur les ganglions inguinaux.)

26. A la suite de l'émission sanguine, les douleurs ont perdu de leur acuité, et la nuit a été calme. Toutefois, la rougeur s'est étendue, et toute la partie externe de la cuisse offre une même teinte érysipélateuse.

Etat général bon. Pouls à 90. (Application de cinq sangsues sur le même point.)

27. Sous l'influence de cette nouvelle perte de sang, la

rougeur a pâli ; mais la tuméfaction persiste, bien que limitée, et la pression est toujours douloureuse en un point. Le malade ne souffre point du genou.

28. Nuit bonne.

Pansement. — La suppuration, très abondante et de bonne nature, continue à trouver un facile écoulement. La pression exercée au niveau du genou et de la partie supérieure de la jambe ne détermine aucune douleur. Il n'en est point ainsi de la cuisse, à la partie externe de laquelle il s'est formé une collection purulente, très limitée, que l'on évacue par une ponction avec le bistouri ; le pus obtenu est phlegmoneux. La cuirasse de mousseline collodionnée n'est point encore détachée. L'appareil est refait, de manière à laisser à découvert l'ouverture de l'abcès et à permettre de renouveler quotidiennement la charpie.

État général bon. Pouls à 80. (Même régime.)

29. La nuit a été mauvaise ; le malade a beaucoup souffert de la cuisse. Ce matin, le pouls est à 100 ; il y a un peu de céphalalgie. Inappétence, langue saburrale. L'abcès fournit une grande quantité de pus ; la pression suffit à le vider complètement. Cette suppuration diminue les jours suivants et ne tarde pas à se tarir. En même temps, l'état général, un instant altéré, se rétablit ; le pouls retombe à 80, l'appétit reparaît, et les nuits sont meilleures.

8 octobre. On procède au troisième pansement. Le genou est le siége d'une tuméfaction légère ; il est complètement indolent à la pression. On enlève la mousseline collodionnée, qui a été détachée par le pus. La plaie est rosée, bourgeonnante ; elle paraît ne plus communiquer avec l'article. (Nouvelle application de collodion.)

10. Les douleurs dont le genou est le siége obligent de défaire l'appareil ; on se garde toutefois de toucher à la mousseline collodionnée, qui met la plaie à l'abri de l'air extérieur. Le genou est tuméfié, la peau rouge et tendue, mais ces phénomènes inflammatoires se passent dans les parties molles ; l'articulation elle-même paraît n'y prendre aucune part. La suppuration est plus abondante. (Cataplasmes émollients sur le genou.)

11. Les douleurs persistent.

12. Nuit agitée; le malade a beaucoup souffert.

Pansement. — On détache la mousseline collodionnée. La plaie est réunie dans toute sa profondeur, la peau seule reste à cicatriser. Le genou a repris son aspect et son volume habituels; il existe toutefois, en dedans, un point douloureux et fluctuant. Cet abcès, sous l'influence d'une pression légère, se vide par l'angle interne de la plaie.

L'état général est des plus satisfaisants; le malade a engraissé.

Son histoire, à partir de ce jour, va être de la plus grande simplicité. La suppuration diminue, puis cesse tout à fait. La plaie se ferme rapidement; il suffit de quelques cautérisations au nitrate pour réprimer l'exubérance des bourgeons charnus. L'articulation, grâce à l'immobilisation prolongée, s'ankylose dans une certaine mesure. Cet état de choses permet au malade de se lever le 14 novembre pour la première fois. Il sort le 20 décembre.

A cette époque, la plaie est complètement cicatrisée; le genou présente vers sa partie moyenne une dépression transversale rendue plus sensible par la saillie du fragment supérieur, dont le renversement persiste. Ce fragment est distant de l'inférieur de 5 centimètres environ. Le genou a perdu en partie ses mouvements; on conseille au malade de porter une genouillère.

Croirait-on, à voir cette absence de tout accident inflammatoire et cette tolérance vraiment extraordinaire de l'organisme, qu'il s'agissait d'une plaie intéressant une articulation aussi importante que celle du genou? Qu'on relise les observations de fracture de la rotule se compliquant d'ouverture de l'article, celles rapportées par Boyer, Richerand, Nélaton, Alquié, l'on verra la guérison, quand elle s'est produite, être achetée au prix de suppurations considérables, nécessitant de larges débridements et portant la plus grave atteinte à l'état général. Aussi un tel traumatisme semble-t-il, à la plupart des auteurs, réclamer for-

mellement le sacrifice du membre. Ceux même qui, troublés
par les faits heureux de conservation qui leur sont opposés,
n'osent pas faire de l'amputation la règle de conduite à
suivre dans tous les cas de cette espèce, ne peuvent cependant cacher leur préférence pour ce mode de traitement.
« L'articulation ayant été largement ouverte, dit Nélaton
rapportant une observation de fracture compliquée de la
rotule, l'amputation devenait nécessaire. » Plus récemment,
Ollier, appréciant la gravité des plaies articulaires suivant
le siége qu'elles occupent, écrit dans le *Dictionnaire ency-
clopédique* : « Nous n'avons pas vu guérir, dans nos salles,
de malades atteints d'arthrite purulente du genou produite
par lésion traumatique, à moins qu'il ne s'agît d'une articulation préalablement modifiée par une inflammation
chronique. » La conclusion logique est donc qu'il faut
amputer dans ce cas, du moins lorsque la question se pose
dans un hôpital.

Cependant, chez notre malade, les choses ont marché le
plus simplement du monde; l'articulation a suppuré, mais
modérément; il n'est survenu aucune lésion des cartilages
ou des surfaces articulaires; les phénomènes phlegmasiques
sont demeurés limités; enfin, la plaie s'est cicatrisée, et une
ankylose fibreuse ou osseuse est venue rendre au malade
cette sûreté de la marche que lui avait fait perdre un premier accident. Il y a loin de ce résultat si simple aux
accidents décrits par les auteurs, et qui leur font regarder
l'amputation comme une dure, mais impitoyable nécessité.
Que l'on n'aille point conclure que nous soupçonnions la
véracité de tels observateurs : les accidents dont ils nous
tracent le tableau lamentable, nous les avons rencontrés
chez des sujets arrivant dans nos salles à une époque déjà
éloignée du début de la maladie, et nous avons pu nous
convaincre de la gravité que devait prendre alors le pro-

nostic ; mais nous pensons qu'*il faut les attribuer au traitement institué bien plus qu'au traumatisme lui-même.*

Deux conditions nous paraissent dominer la thérapeutique des fractures compliquées, qu'elles s'accompagnent de plaie d'une articulation ou d'une simple solution de continuité des parties molles : *l'immobilisation, l'occlusion.*

L'immobilisation est acceptée de tous et mise par tous en pratique ; c'est tout au plus si on diffère sur les appareils qui doivent l'assurer. Il ne convient pas d'insister sur ce point.

Mais il n'en est pas de même de l'occlusion, qui répugne à quelques esprits timorés. Divers reproches lui ont été adressés : elle empêche le libre écoulement du pus sécrété abondamment au niveau de la fracture, elle ne permet pas de surveiller l'état de la plaie et des parties voisines. La première de ces objections repose sur la mauvaise interprétation d'un fait d'ailleurs exact. Sans doute une suppuration abondante se produit d'ordinaire dans le cas de fracture compliquée, mais elle trouve son explication et sa cause dans la communication du foyer avec l'air extérieur. Opposez-vous à cette communication, et vous verrez la sécrétion purulente diminuer dans des limites raisonnables ; les dangers de la rétention du pus ne pourront alors être invoqués. Nous avons vu, en effet, que la carapace collodionnée dont on a fait usage ne s'opposait point absolument à l'écoulement des liquides inflammatoires, et qu'il suffisait d'une pression légère pour vider, au moins en partie, le foyer.

La deuxième objection est plus sérieuse, mais elle ne s'applique qu'à certains procédés d'occlusion. Nous avons déjà signalé les divers modes d'occlusion et indiqué celui auquel nous donnons la préférence ; nous n'y reviendrons pas.

Qu'il nous soit permis, avant de terminer, de dire quelques mots sur le mécanisme à l'aide duquel s'est produite, chez notre malade, l'ouverture de l'articulation. C'est un fait d'expérience que les fractures de la rotule ne se consolident pas, ou du moins ne se consolident que par un cal fibreux. Cette terminaison, outre la difficulté qu'elle apporte dans la marche, expose le malade à un accident qui n'est pas très rare : je veux parler de la rupture du tissu fibreux intermédiaire aux deux fragments. Mais l'inflammation nécessaire à la production de ce tissu peut ne pas s'arrêter aux os, et on voit alors le cal fibreux adhérer fortement aux téguments qui le recouvrent. Que la rupture du cal ait lieu dans ces conditions, la peau se déchire simultanément, et du même coup l'articulation se trouvera largement ouverte.

C'est là ce qui est arrivé chez notre malade : son indocilité, en opposant des difficultés à la consolidation de la fracture, avait entretenu en ce point une irritation prolongée dont le résultat fut de provoquer des adhérences entre la peau et le cal fibreux ; la rupture de ce dernier, dans un mouvement d'extension brusque, fut suivie de la déchirure de la portion de la peau adhérente, et d'une large communication de l'article avec l'air extérieur.

Ce mécanisme particulier de certaines plaies du genou ne se rencontre, du reste, qu'exceptionnellement, et nous n'avons pu trouver dans les auteurs qu'un autre cas analogue, emprunté par Samuel Cooper à la pratique de Benjamin Bell.

L'importance des faits précédents, qui n'aura échappé à personne, légitime pleinement les conclusions suivantes :

1° Faire des pansements très rares et par occlusion ;

2° Immobiliser les parties blessées dans les gouttières métalliques flexibles dont il a été question précédemment ;

3° Éviter, d'une manière absolue, l'emploi des irrigations continues *froides*.

En réalisant ces diverses conditions, *on peut et l'on doit toujours tenter la conservation, préférer la résection à l'amputation*.

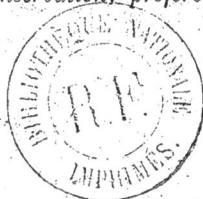

FIN

Bordeaux. — Imp. G. GOUNOUILHOU, rue Guiraude, 11.

www.ingramcontent.com/pod-product-compliance
Lightning Source LLC
Chambersburg PA
CBHW062022200326
41519CB00017B/4884